専門医が教える 帯状疱疹

SUPER DOCTOR

Shingles Explained by a Specialist

いしいクリニック築地院長
石井康多
Kota Ishii

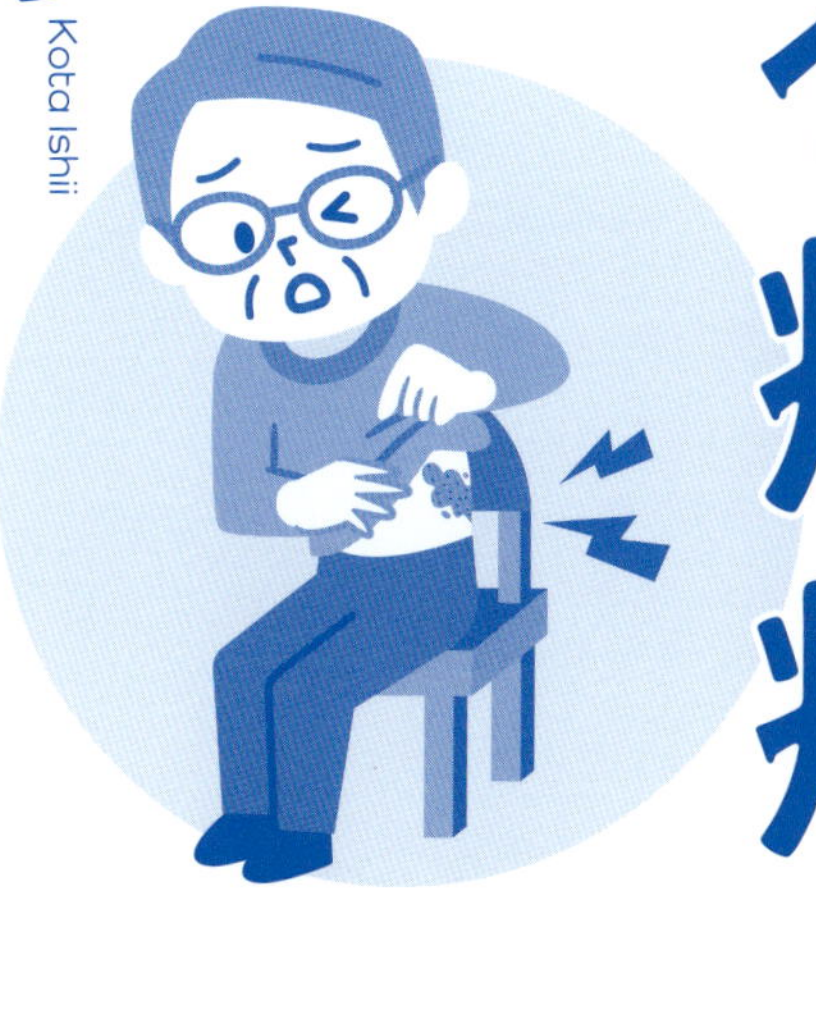

幻冬舎

はじめに

本書を手にとっていただいて、ありがとうございます。「皮膚がピリピリして、電気が走るように痛いんです」「どれくらいの期間で治りますか？」「人にうつしてしまいませんか？」……不安でいっぱいの帯状疱疹《たいじょうほうしん》の患者さんを前にすると、もっとくわしく病気のことを説明できれば、と思う一方で、日常の限られた診療時間のなかでは一般的な内容の説明に終始することもしばしばで、長いあいだ、歯がゆい思いをしていました。私のクリニックでは、帯状疱疹の診断から痛みの治療、帯状疱疹後神経痛《しんけいつう》のケアまでをトータルで行っております。本書には、日常診療を行うなかで患者さんからいただく質問や、類書にはないけれど実際はよく見かけるトラブルを盛り込むことができました。そのため、いま、まさに帯状疱疹や帯状疱疹後神経痛でお悩みの方のみならず、帯状疱疹ってどんな病気なんだろう？と軽い興味をおもちの方にもご一読いただける内容となっております。前者の方には「自分の病気を理解することで不安の解消につながった、治療の道筋がわかった」、後者の方には「ふーん、帯状疱疹ってこんな病気なんだ、気をつけよう」と思っていただければ望外の喜びです。

2025年4月　石井康多

『専門医が教える 帯状疱疹』 もくじ

はじめに……1

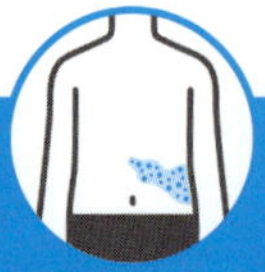

序章 帯状疱疹とは

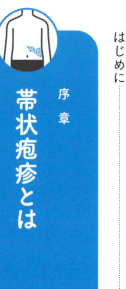

マンガ ピリピリ痛い。やがて皮疹が発生！……8

01 日本人の成人の90％以上が 水痘・帯状疱疹ウイルスに感染済み……10

02 なにもないのにピリピリ痛い…？ 前触れがあってから水ぶくれができる……12

03 水ぶくれが治ったら終わり！ではない 帯状疱疹後神経痛とは？……14

04 混同されがちだけど、まったくの別物 口唇ヘルペスや性器ヘルペスとの違い……16

帯状疱疹体験談❶ 痛すぎてじっとしていられない！ 周囲にはワクチンをすすめています……18

第1章 帯状疱疹の症状

マンガ 痛みと皮疹、どちらが主症状？……20

05 「からだの片側だけに出る」が 帯状疱疹の典型的なパターン……22

06 帯状疱疹は上半身にできやすい 目のまわりなど顔にできたら要注意！ 24
07 全身に症状が出る、皮膚症状がない… 帯状疱疹のさまざまなパターン 26
08 治るまでおよそ1か月 皮膚症状と痛みの経過 28
09 帯状疱疹のつらい痛みは どのようなメカニズムでおこるのか 30
10 1つでもあてはまる人は要注意！ 帯状疱疹を見分けるポイント 32
11 高齢化が進む日本 帯状疱疹になる人が増えている!? 34
帯状疱疹体験談❷ 顔に吹き出物ができて総合病院へ 「帯状疱疹ではない」と診断された 36

第2章 なぜ帯状疱疹にかかってしまうのか

マンガ 典型的な帯状疱疹の症状とは 38
12 子どものころに感染したウイルスが 再活性化して帯状疱疹を引きおこす 40
13 発症のいちばんの理由は 加齢による免疫力の低下 42
14 50歳以上、ストレスが多い人はハイリスク！ 帯状疱疹を発症しやすい人の特徴 44
15 糖尿病、がん、腎臓病… 持病があると発症＆重症化リスクが高い 46

16 あの有名人も発症を告白！ 帯状疱疹は合併症もこわい……48

17 医師による診断が不可欠 帯状疱疹と間違われやすい病気……50

18 帯状疱疹の予防にはワクチンが有効 帯状疱疹後神経痛や再発のリスクも下げる……52

19 帯状疱疹ワクチンは2種類ある それぞれの違いを知ろう……54

帯状疱疹体験談❸ 寝息が患部にかかるだけで痛い 医療用麻薬で痛みが大幅に緩和……56

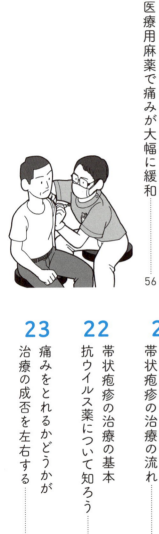

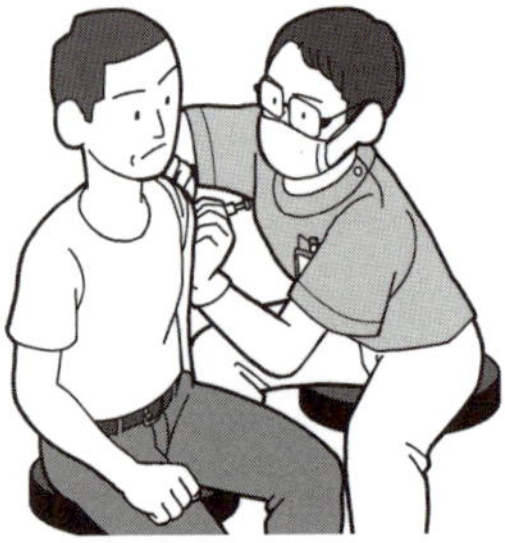

第3章 帯状疱疹の治療

マンガ まずは抗ウイルス薬を服用する……58

20 「帯状疱疹かも？」と思ったら まずは皮膚科を受診しよう……60

21 神経の炎症と皮膚症状にアプローチ 帯状疱疹の治療の流れ……62

22 帯状疱疹の治療の基本 抗ウイルス薬について知ろう……64

23 痛みをとれるかどうかが 治療の成否を左右する……66

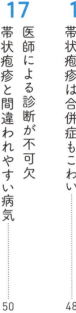

24 皮膚症状は正常に戻ることが多い 二次感染と市販薬の使用には注意……68
25 帯状疱疹なのにうつ病の薬!? 抗うつ薬には痛みの改善効果がある……70
26 治療は通院が基本 ただし重症なら入院が必要に……72
帯状疱疹体験談❹ 皮疹がなかったため診療が遅れ 顔面に燃えるような激痛がおこった……74

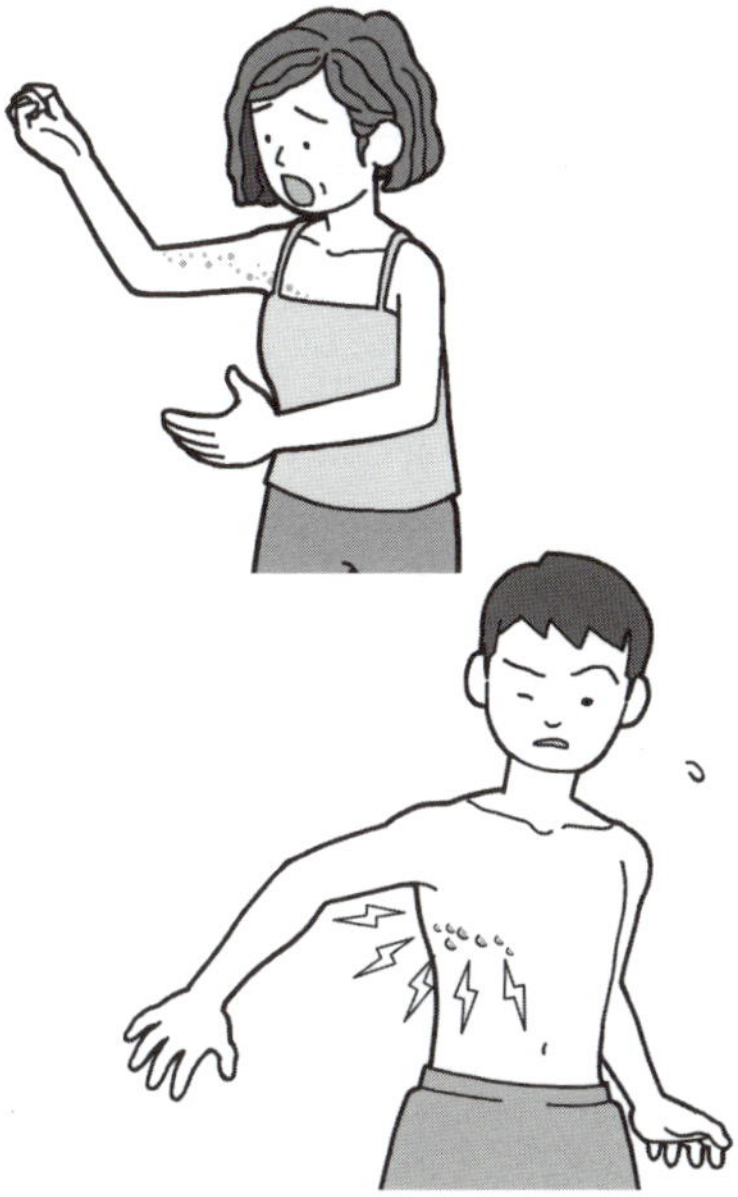

第4章 帯状疱疹発症中の過ごし方

マンガ 痛みがひどくない場合はふだんどおりに……76
27 水ぼうそうは感染しやすい 帯状疱疹はうつる？　うつらない？……78
28 抗ウイルス薬は治療に不可欠 「効かないから」と勝手にやめない……80
29 治療しても痛みがとれないなら ペインクリニックを受診しよう……82
30 冷やす？　温める？ 痛みの緩和に効果的なのは？……84

31 帯状疱疹の治療中に気をつけたいポイント……86
32 妊娠中・授乳中に帯状疱疹を発症！子どもに影響はある？……90
33 帯状疱疹が治っても油断は禁物！発症後は脳梗塞や心筋梗塞に注意……92
帯状疱疹　よくある質問……94

第5章 帯状疱疹は後遺症がこわい！

マンガ 痛みはとても個人的なもの……96
34 「うずくような」「焼けつくような」帯状疱疹の痛みとどう違う？……98
35 皮膚が治っても痛いのは神経が傷ついてしまったから……100
36 「風が吹いても痛い」「触れてもわからない」アロディニアとヒペステジア……102
37 帯状疱疹後神経痛の治療は完治ではなく〝痛みの緩和〟が目的……104
38 痛みの緩和に効果的！神経ブロック注射の仕組み……106
39 好きなこと、したいことをして痛みのゲートをコントロールしよう……108
40 帯状疱疹後神経痛に悩む人のために家族や友人ができること……110

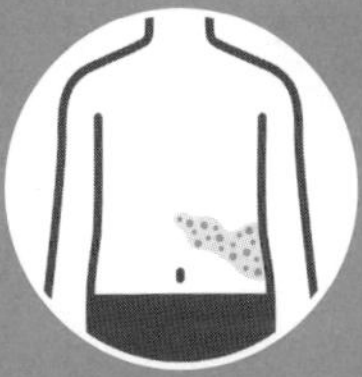

序　章

帯状疱疹とは

以前に比べ発症する人の年齢が若くなっている「帯状疱疹」。
罹患する人の数も増えているといわれています。
帯状疱疹とはいったいどんな病気なのでしょうか。
まずは正しい知識を身につけましょう。

ピリピリ痛い。やがて皮疹が発生！

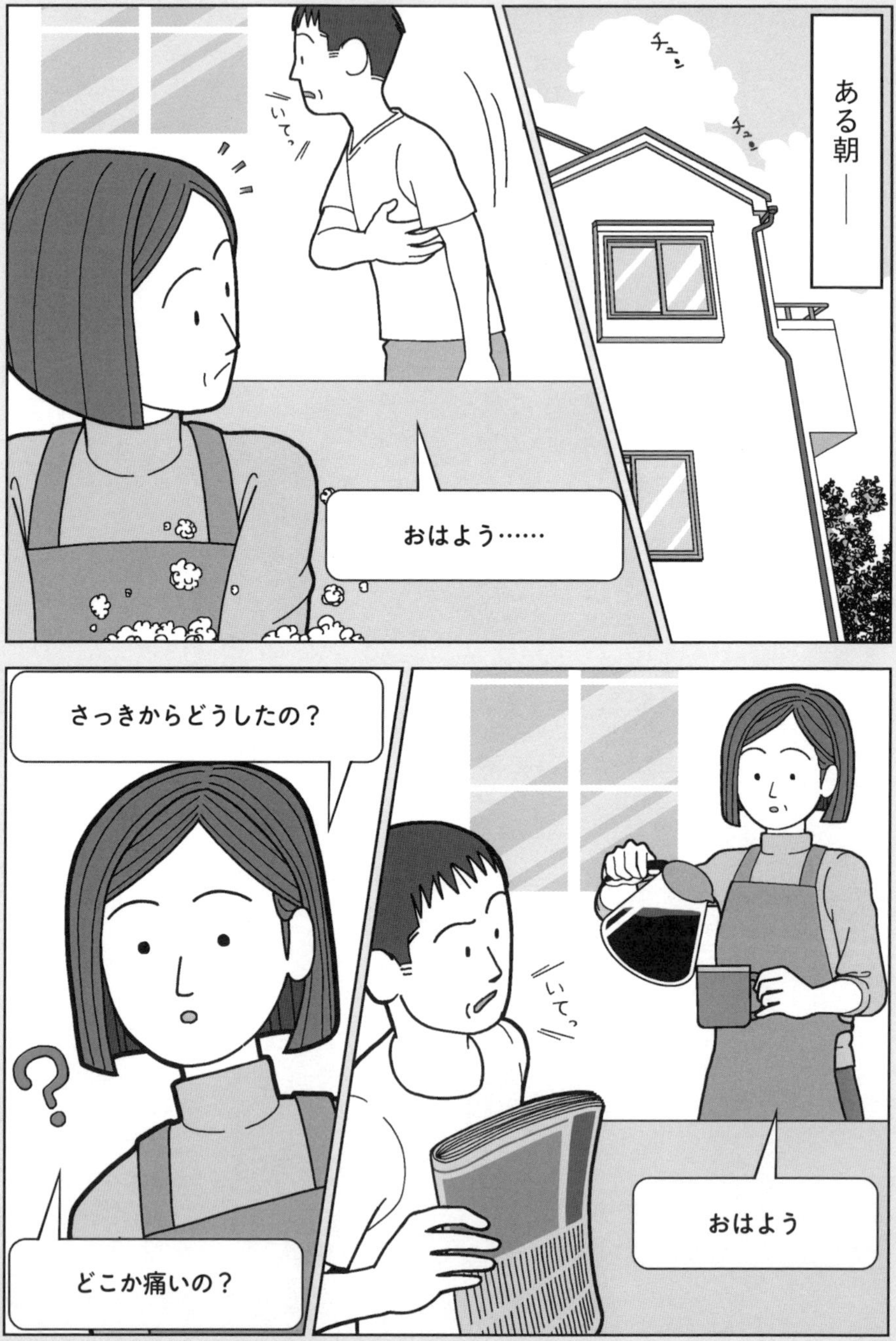
ある朝――
チュン
チュン
いてっ
おはよう……
おはよう
いてっ
さっきからどうしたの？
どこか痛いの？

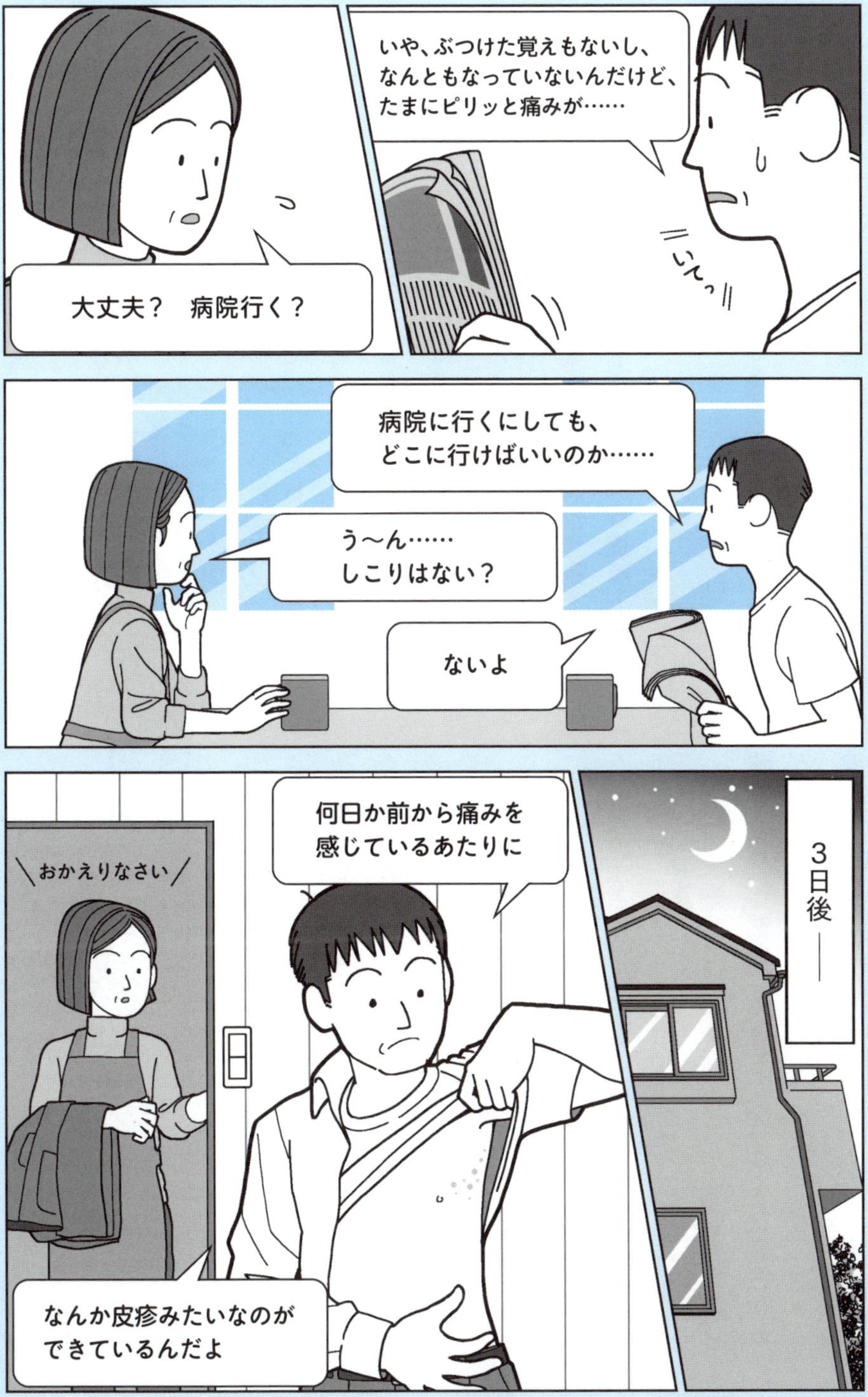
いてっ
大丈夫？　病院行く？
いや、ぶつけた覚えもないし、
なんともなっていないんだけど、
たまにピリッと痛みが……
病院に行くにしても、
どこに行けばいいのか……
う〜ん……
しこりはない？
ないよ
3日後──
おかえりなさい
何日か前から痛みを
感じているあたりに
なんか皮疹みたいなのが
できているんだよ

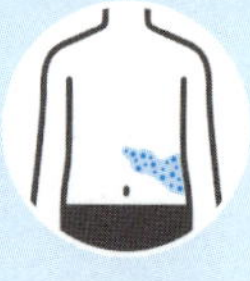

Section

01

日本人の成人の90％以上が水痘・帯状疱疹ウイルスに感染済み

帯状疱疹《たいじょうほうしん》の原因は「水痘《すいとう》・帯状疱疹ウイルス」です。水痘・帯状疱疹ウイルスは、ふだんは知覚《ちかく》神経《しんけい》（→P22）の神経節《しんけいせつ》（→P31）に潜《ひそ》んで休眠しています。知覚神経は、全身の感覚から得た情報を脳に伝える神経で、神経節は、神経の根元のような場所です。水痘・帯状疱疹ウイルスは、休眠している限り悪さはしませんが、なんらかの理由で**休眠モードが解除されると再度活動をはじめ、皮膚と神経に炎症をおこし、痛みや皮膚トラブルを引きおこします**。これを再活性化といい、帯状疱疹が発生するメカニズムです。帯状疱疹とは、帯状《おびじょう》に、皮膚に小さな水ぶくれ（水疱《すいほう》）がむらがって生じることからついた病名です。

発症のリスクは**50代から上昇し、70代でピークを迎え、80歳までに3人に1人が発症**すると推定されています。「そもそも自分は水痘・帯状疱疹ウイルスに感染していない（水ぼうそうにかかったことがない）から大丈夫」と思っている人もいるかもしれませんが、予防接種法《よぼうせっしゅほう》に基づく感染《かんせん》症流行予測調査《しょうりゅうこうよそくちょうさ》によると、日本人の成人の90％以上が水痘・帯状疱疹ウイルスに感染済みであることがわかっています。また、発症リスクが50代から上昇するといっても、若い人がかからないわけではありません。10～40代で帯状疱疹になる人も、近年、増えています。つまり、**帯状疱疹は、年齢・性別に関係なく誰もが発症する可能性がある**のです。他人事ではなく自分事として、知識を身につけておくことが大切です。

帯状疱疹の特徴

● 水痘・帯状疱疹ウイルスが原因でおこる

水痘・帯状疱疹ウイルスは、日本人の成人の90％以上が保有しています。

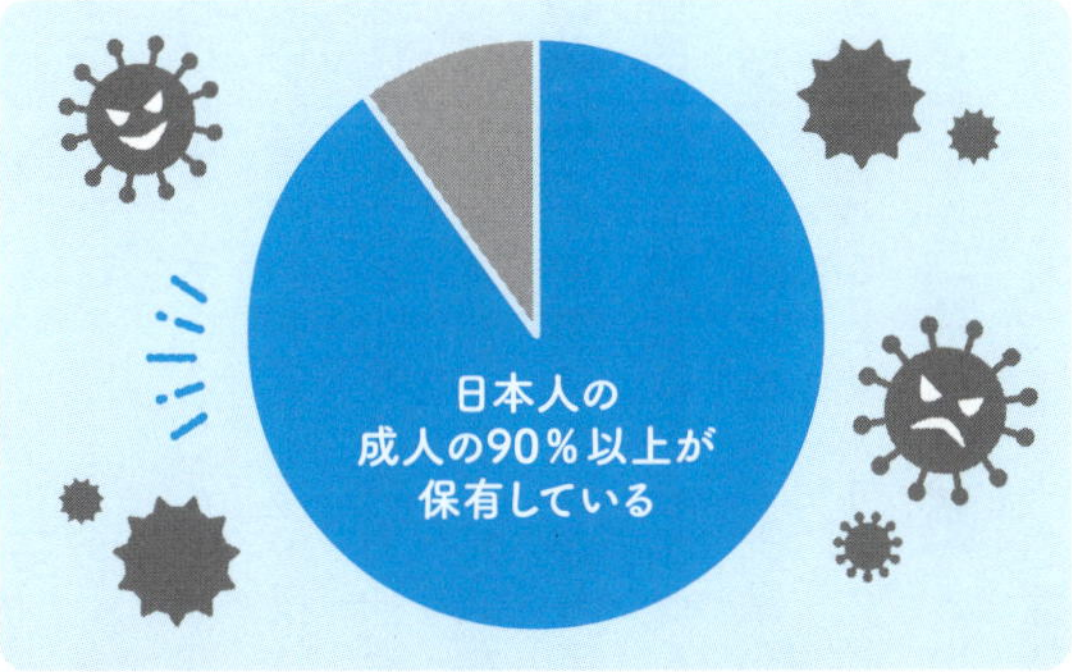

● 50歳以上に多く、70代でリスクがピークに

80歳までに、日本人の成人の、約３人に１人が発症します。

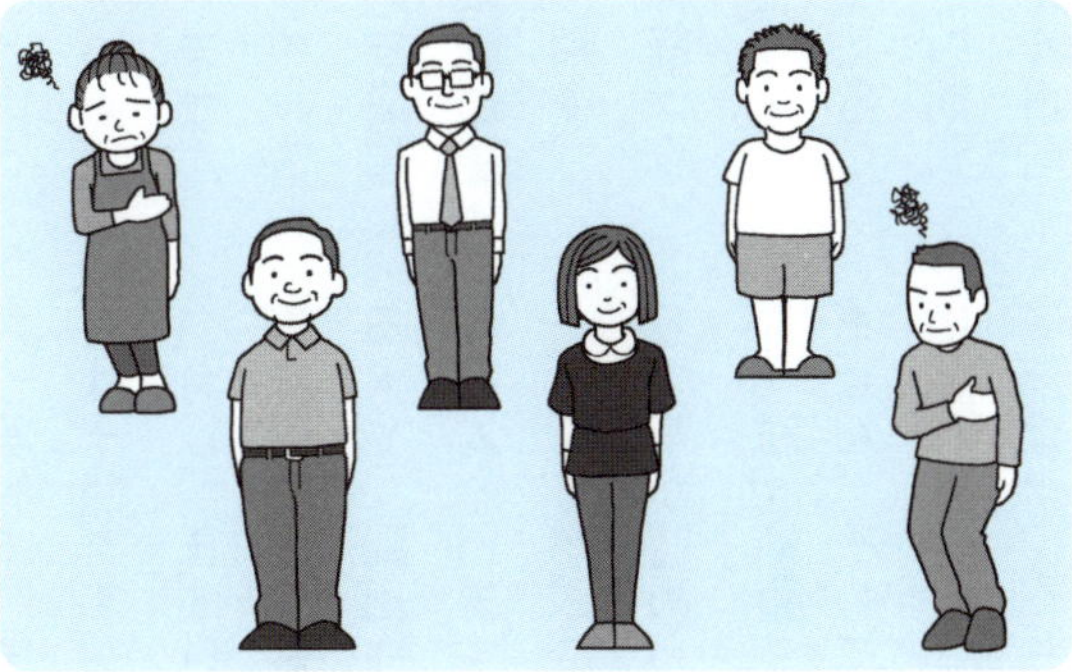

● 小さな水ぶくれがからだの片側に帯状にできる

痛みをともなう赤いぶつぶつが、帯状に、無数に発生します。

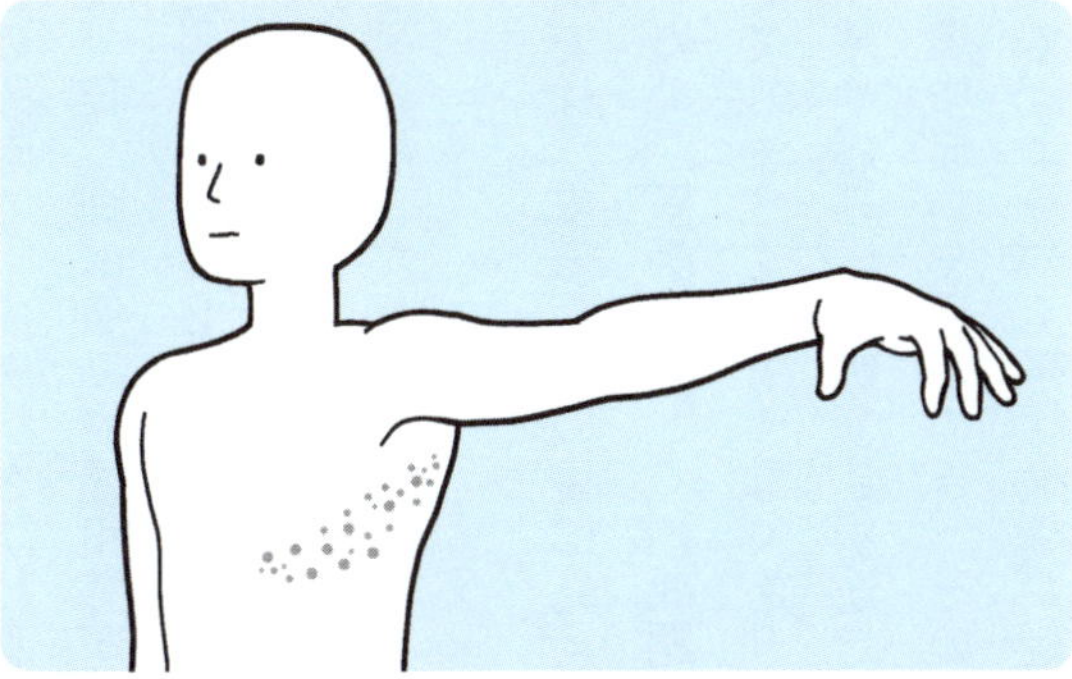

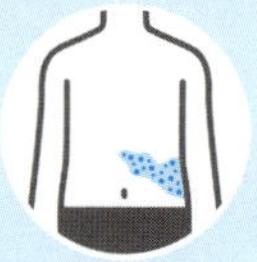

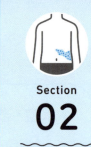

Section
02
なにもないのにピリピリ痛い…？ 前触れがあってから水ぶくれができる

帯状疱疹を疑うきっかけは「赤い皮疹《ひしん》（ぶつぶつ）や水ぶくれといった皮膚症状だった」という人が大半です。でも、じつは、帯状疱疹はそのずっと前からはじまっていることが少なくありません。

帯状疱疹の原因である水痘・帯状疱疹ウイルスは、再活性化すると知覚神経の神経節から皮膚に向かって移動しますが、**ウイルスが皮膚に到達するまでに数日〜1週間ほどかかります**。移動中、皮膚に目に見える症状は現れませんが、神経はウイルスの増殖・移動によって刺激を受けているため、痛みや違和感を覚えます。先行して覚えるこの痛みや違和感を**「前駆症状《ぜんくしょうじょう》」**といい、その期間や強さは人それぞれです。皮膚症状の3〜4日前から感じ出すことが多いといわれますが、1週間以上早く現れる人もいます。

一般的に、前駆症状の段階で、皮膚科を訪れる人は一部です。首や肩、腰、脚に痛みや違和感があれば、まずは整形外科に行くでしょう。帯状疱疹は顔や頭にもできるので、耳鼻咽喉科《じびいんこうか》を受診する人や、脳出血や脳梗塞《のうこうそく》を疑って脳神経外科《のうしんけいげか》を訪れる人もいます。

ところが、この段階では、皮疹などの目に見える異常が認められないため、医師に「とくに問題ありません」といわれてしまうことも少なくありません。そして、違和感や痛みに対処できず途方に暮れているうちに皮膚に赤い皮疹ができ、その一部は水ぶくれになって、ようやく帯状疱疹が疑われるケースが多いのです。

帯状疱疹の影響

帯状疱疹にかかると、日常生活にさまざまな支障をきたします。患者さんから相談されることが多いのは以下のケースです。

●人に会うのがおっくうになる

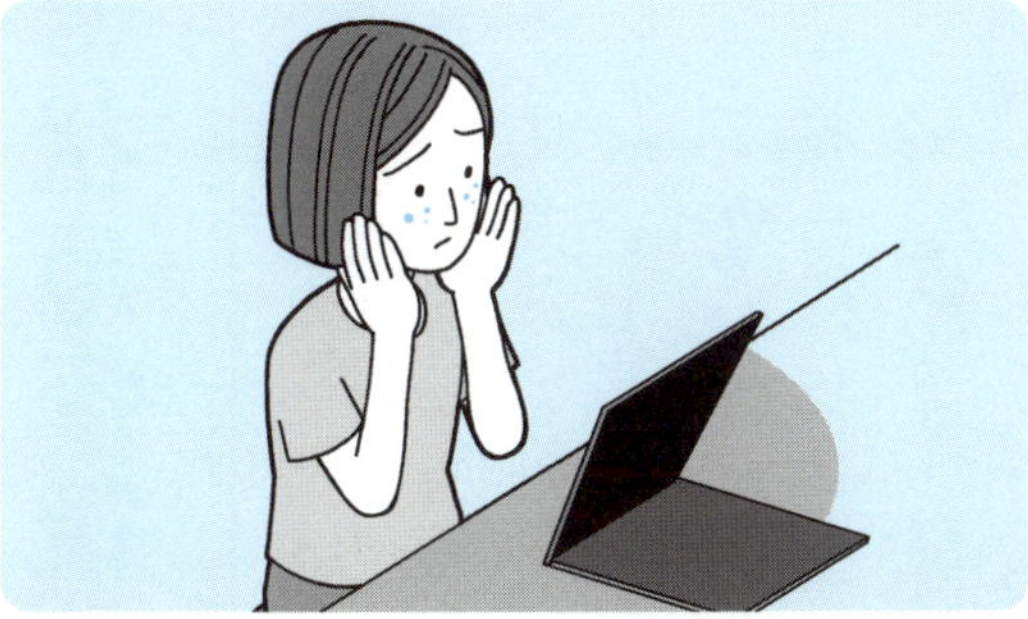

顔や目のまわり、首など、衣服で隠れない場所に皮疹や水ぶくれができることもあり、友人や同僚など、人に会うのが嫌だと訴える人もいます。

●QOL（生活の質）が下がる

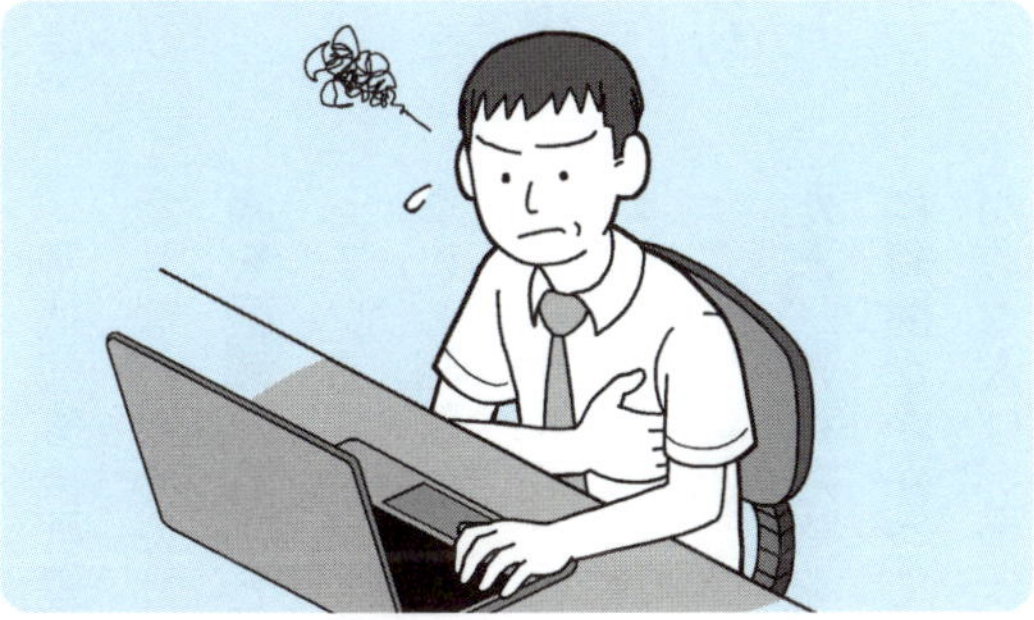

動いたり、服がすれたりするだけでも痛みを感じることがあり、仕事や家事などに支障が出て、生活の質が下がります。

●重症化すると難聴や失明の可能性も

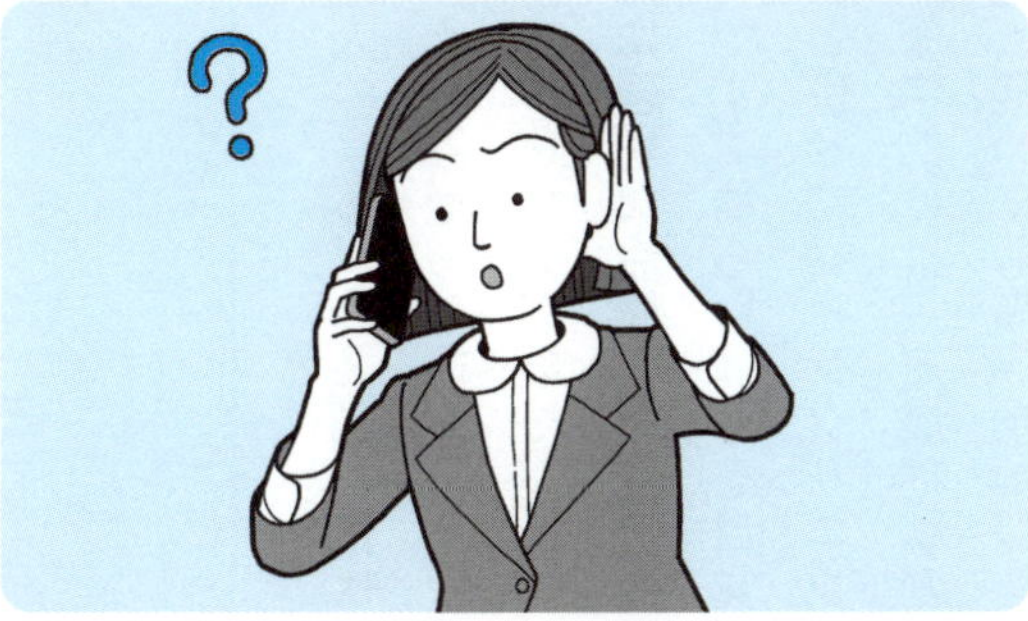

帯状疱疹が発生する部位によっては、重症化すると難聴《なんちょう》や失明のおそれがあります。

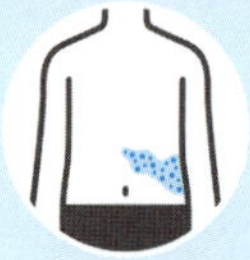

Section
03
水ぶくれが治ったら終わり！ではない
帯状疱疹後神経痛とは？

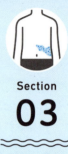

帯状疱疹の皮膚症状は、皮疹と水ぶくれがメインです。皮膚症状は、1週間ほどで完治する人もいますが、多くの場合は、治るのに3週間〜1か月ほどかかります。ですが、よほどの重症でない限り、皮膚は正常に戻ることが多いようです。

ですが、皮膚は正常に戻ったのにもかかわらず、痛みだけがしつこく残る場合があります。これを**帯状疱疹後神経痛《たいじょうほうしんごしんけいつう》**（PHN/postherpetic neural-gia）といいます。

帯状疱疹後神経痛は、帯状疱疹を発症した際にもっとも注意が必要な合併症《がっぺいしょう》の1つです。数か月で治る人もいる一方で、数年にわたって症状がつづく人も少なくありません。日常生活に支障をきたすほどの強い痛みに苦しむ人もいます。50歳以上で帯状疱疹を発症した人のうち、約2割が帯状疱疹後神経痛になるという報告があります。

帯状疱疹後神経痛に移行させない、また、長引かせないためには、**早めに適切な治療を受けて痛みを軽減すること**が大切です。つらい痛みを自覚している場合は、皮膚科と併せてペインクリニックにも相談しましょう。医学的には、皮膚症状が治ってから2〜3か月以上経っても痛みがつづく場合を帯状疱疹後神経痛といいます。

とくに、**高齢者、帯状疱疹発症時の痛みが強かった人、帯状疱疹を発症してから治療を受けるまでに時間がかかってしまった人、基礎疾患《きそしっかん》（持病《じびょう》）がある人**は、帯状疱疹後神経痛になるリスクが高いといえます。詳細はP95以降をご参照ください。

5人に1人が帯状疱疹後神経痛に

香川県小豆郡に在住する50歳以上の男女を対象とした調査では、帯状疱疹を発症した患者さんの19.7%が帯状疱疹後神経痛に移行しました。

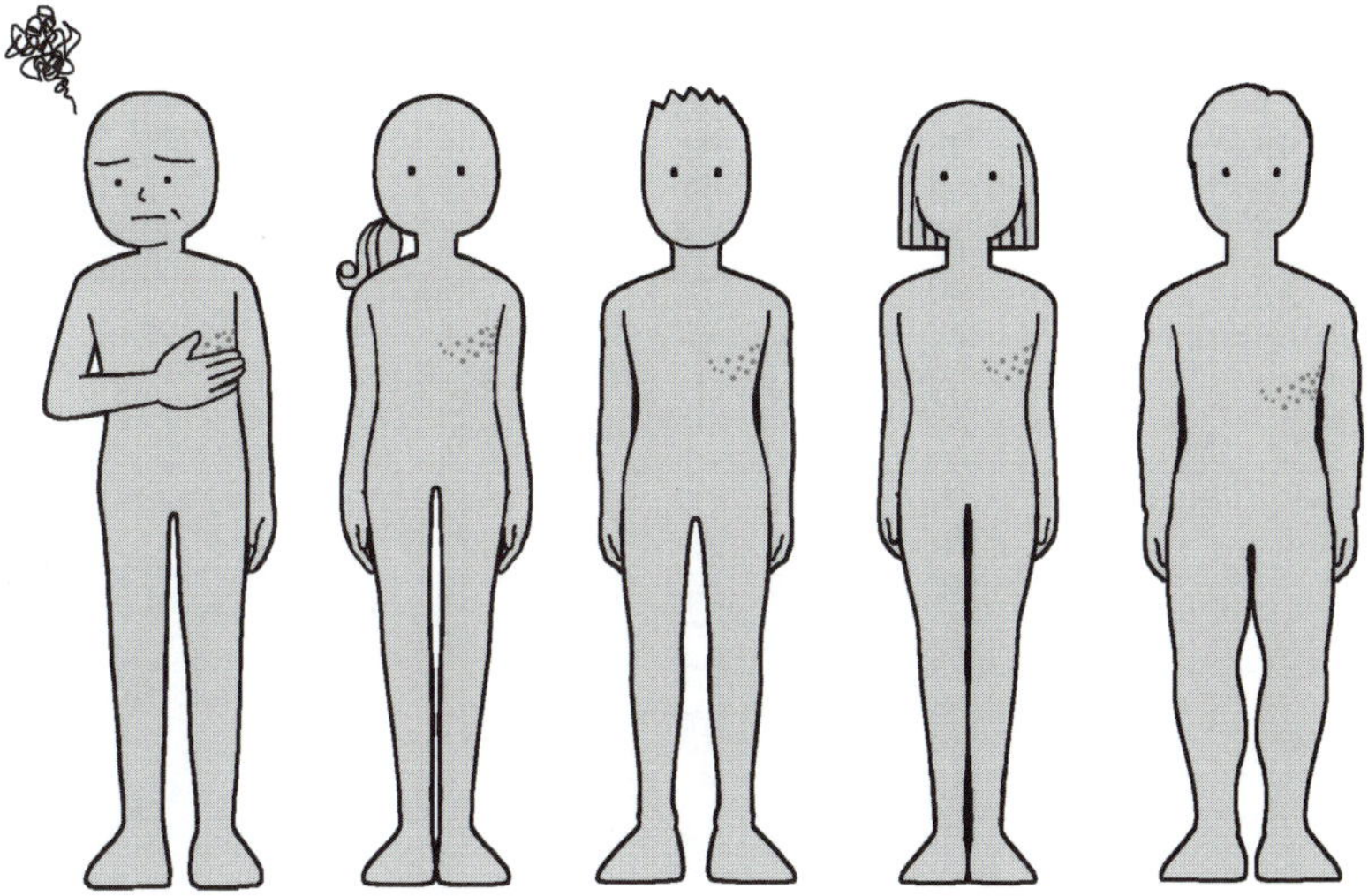

帯状疱疹後神経痛の診断方法

帯状疱疹を発症し、皮膚の症状はきれいに治ったのに、次のような症状が残った場合は、帯状疱疹後神経痛の可能性があります。

Check!

- □ 患部をさわっても感じない
- □ 患部がすこしこすれるだけで痛い
- □ 焼けつくような痛みがある
- □ 電気が走るような痛みがある
- □ 眠っているときはほとんど痛みを感じない

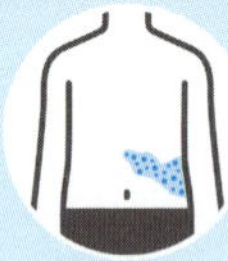

Section
04

混同されがちだけど、まったくの別物
口唇ヘルペスや性器ヘルペスとの違い

病名に「ヘルペス」がつく病気に、「口唇《こうしん》ヘルペス」や「性器《せいき》ヘルペス」などがあります。

ヘルペスは、ウイルスの名前です。**帯状疱疹の原因は水痘・帯状疱疹ウイルス（Varicella-Zoster Virus／ヴァリセラゾスターウイルス）、口唇ヘルペスや性器ヘルペスの原因は単純ヘルペスウイルス（Herpes Simplex Virus／ヘルペスシンプレックスウイルス）で、どちらのウイルスも、同じヘルペス（Herpes）科**に属しています。そのためしばしば混同されますが、まったく別物です。

「単純ヘルペス」あるいは「単純ヘルペスウイルス感染症《かんせんしょう》」は、単純ヘルペスウイルスが引きおこす病気の総称で、口唇ヘルペスや性器ヘルペスが含まれます。

同じヘルペスウイルス科のウイルスが原因でおこり、どちらも皮膚に痛みをともなう皮疹や水ぶくれができることから、帯状疱疹は口唇ヘルペスや性器ヘルペスと混同されがちです。しかし、口唇ヘルペスも性器ヘルペスも、痛みはあるものの帯状疱疹に比べると軽いことが多く、また、たいていは短期間でおさまります。これは、帯状疱疹ではウイルスによって神経が傷つけられるのに対して、**口唇ヘルペスや性器ヘルペスでは神経の損傷がおこらない**、もしくは損傷したとしても軽度であるためと考えられます。

ただし、**口唇ヘルペスや性器ヘルペスは短期間のうちに再発しやすく、稀に重症化するケースもある**という点で、軽視は禁物です。

帯状疱疹と口唇ヘルペス・性器ヘルペスの違い

	帯状疱疹	口唇ヘルペス 性器ヘルペス
原因となるウイルス	水痘・帯状疱疹ウイルス （VZV／Varicella-Zoster Virus）	単純ヘルペスウイルス （HSV／Herpes Simplex Virus）
症状	皮疹、水ぶくれ、痛み、かゆみ	水ぶくれ、はれ、痛み、かゆみ
痛みの程度	強い	軽い
発症する部位	からだの片側で、いくつかのデルマトーム（→P22）にまたがることが多い	口唇ヘルペスは口や唇に、性器ヘルペスは性器のまわりに発現する
再発頻度	少ない	多い
感染力	弱い	強い
そのほか	さまざまな合併症を引きおこすことがある	単純ヘルペスウイルスが原因でおこる病気に、角膜《かくまく》ヘルペス、カポジ水痘様発疹症などがある

Column

ヘルペス脳炎に注意しよう

ヘルペス脳炎は、単純ヘルペスウイルスや水痘・帯状疱疹ウイルスにより脳に炎症がおこる病気です。発熱や頭痛からはじまり、たいていは吐き気をともないます。まれに重篤な症状が現れることがあり、ときに命にかかわるケースもありますが、予後は比較的良好できちんと治ります。ヘルペス脳炎が疑われるような症状があれば、必ず医療機関を受診してください。

帯状疱疹体験談❶

痛すぎてじっとしていられない！周囲にはワクチンをすすめています

Oさん（40代・男性）

「右肩のうしろがかゆいなぁ」。いま思えば、これが帯状疱疹のはじまりでした。2023年12月のことです。翌日からは痛みも感じるようになりましたが、トレーニングをしていたので筋肉痛だと思っていました。しかし、数日すると赤い皮疹が出現。「帯状疱疹かもしれない」と思い至ったときにはすでに痛みは尋常ではなく、皮疹が胸にも出はじめていました。

最初にかかったクリニックでは、痛みがあまりに強いということで星状神経節《せいじょうしんけいせつ》へのブロック注射を受けました。そのうえ、抗ウイルス薬や鎮痛薬《ちんつうやく》も処方されましたが、いっこうにおさまりません。再診で神経性の痛みをとる薬も処方されたものの、皮膚はやけどをしたときのようなジンジンとした痛みが、体内にはずーんと重い痛みがつねにあり、じっとしていられずずっと歩きまわっていました。

年が明けても痛みがとれないため、インターネットで見つけた「いしいクリニック築地《つきじ》」を受診。石井先生は患部の痛みを直接緩和するブロック注射をしてくれて、薬の種類と量も見直してくれました。はじめの5回ほどは約3日おきにクリニックに通ってブロック注射を受け、その後は様子をみながら通院の間隔をすこしずつ空けていき、1か月ほど経つころには日常生活を送れるようになりました。

帯状疱疹の痛みは二度と味わいたくありません。帯状疱疹を発症していない知人・友人には、ワクチンの接種《せっしゅ》を強くすすめています。

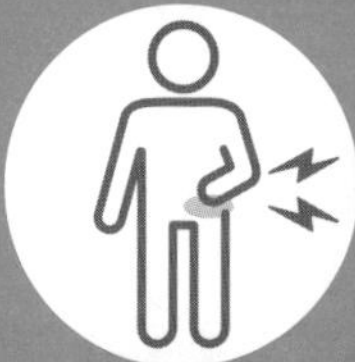

第 1 章

帯状疱疹の症状

帯状疱疹は痛みをともなうため、
整形外科や内科のクリニックなどを受診する人も多いようですが、
皮膚科の受診をおすすめします。

痛みと皮疹、どちらが主症状？

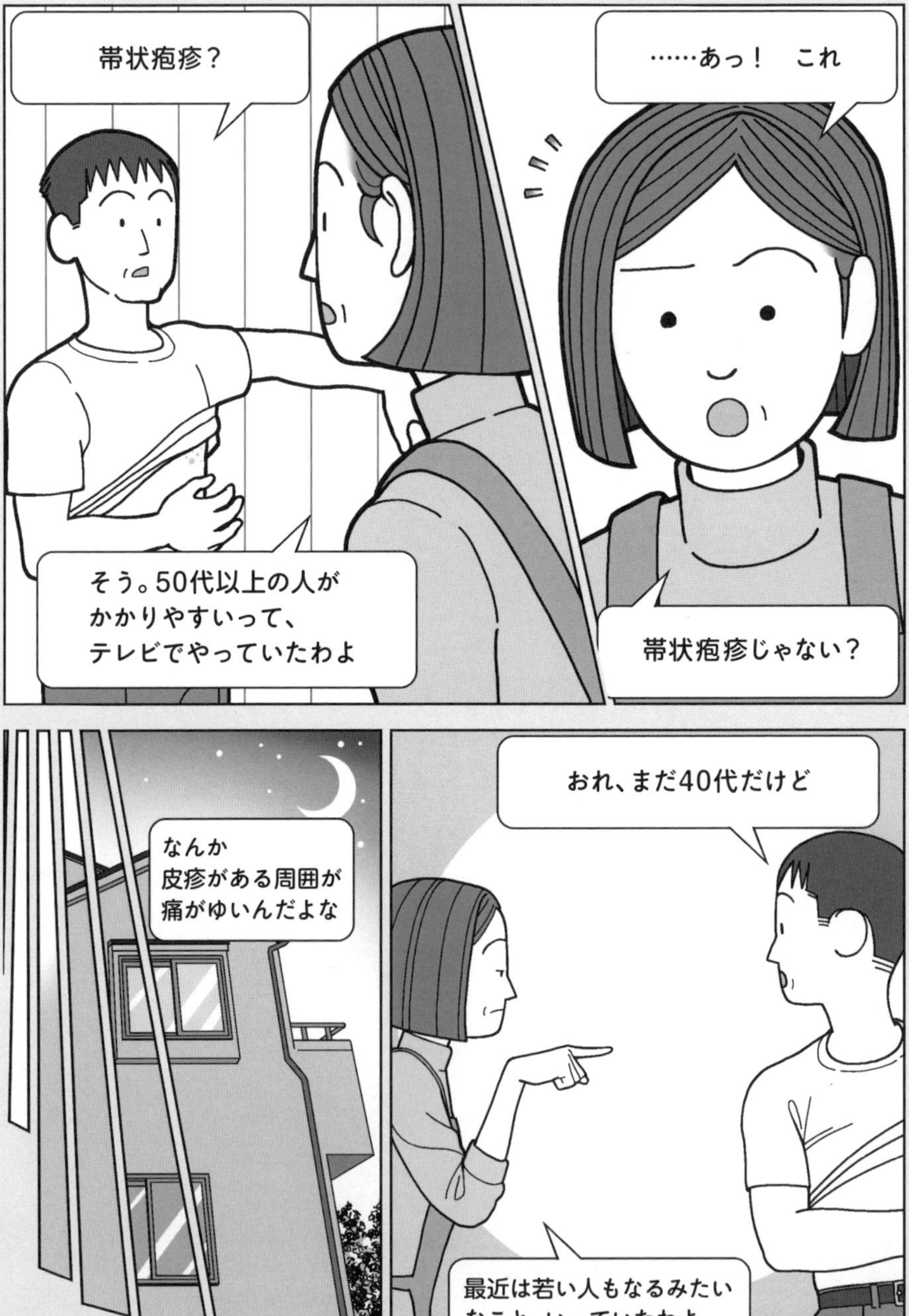
帯状疱疹？
そう。50代以上の人がかかりやすいって、テレビでやっていたわよ
……あっ！　これ
帯状疱疹じゃない？
なんか皮疹がある周囲が痛がゆいんだよな
おれ、まだ40代だけど
最近は若い人もなるみたいなこと、いっていたわよ

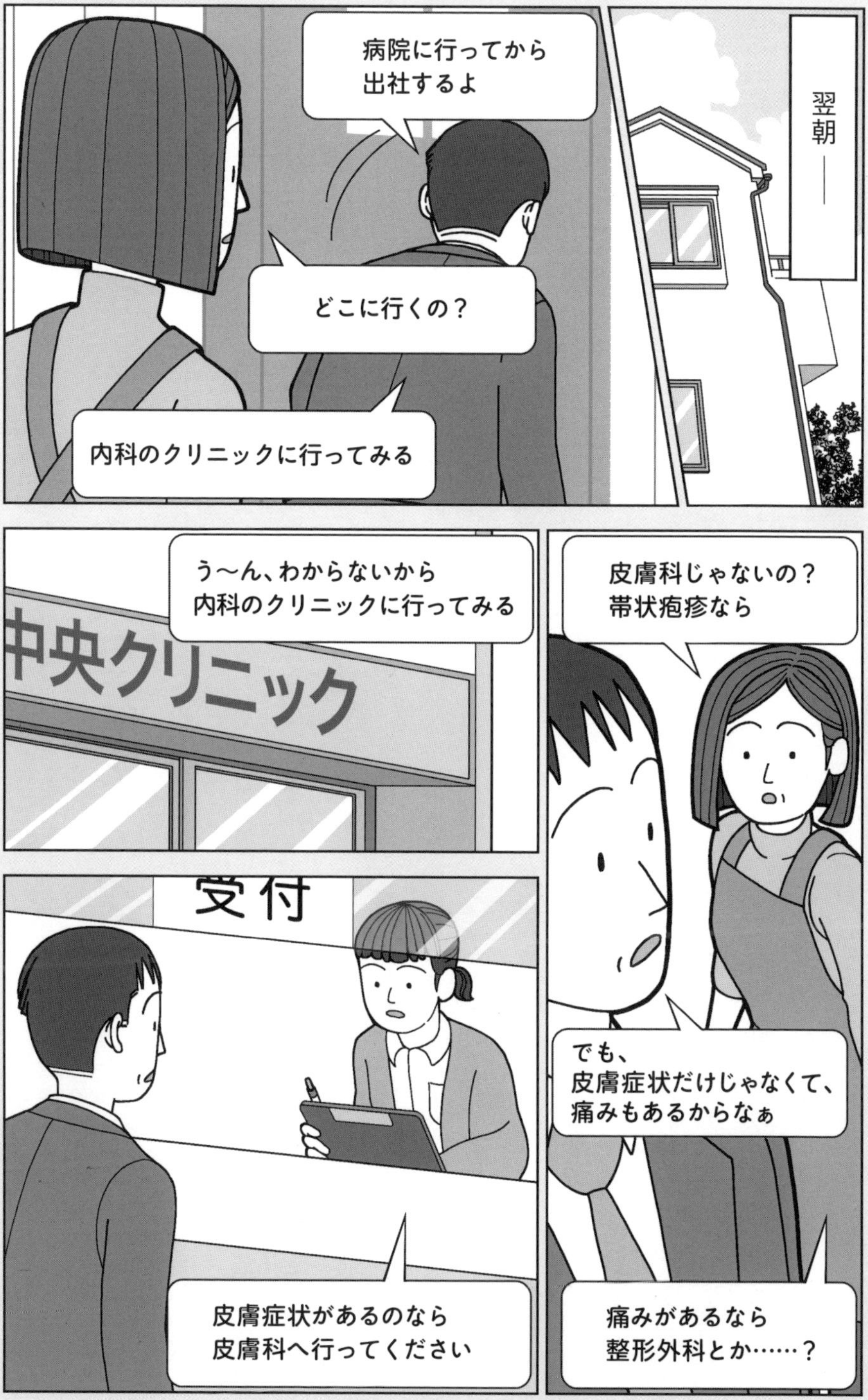
翌朝——
病院に行ってから出社するよ
どこに行くの？
内科のクリニックに行ってみる
皮膚科じゃないの？帯状疱疹なら
でも、皮膚症状だけじゃなくて、痛みもあるからなぁ
痛みがあるなら整形外科とか……？
う〜ん、わからないから内科のクリニックに行ってみる
中央クリニック
受付
皮膚症状があるのなら皮膚科へ行ってください

Section
05

「からだの片側だけに出る」が帯状疱疹の典型的なパターン

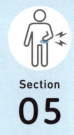

赤い皮疹、水ぶくれ、痛みといった帯状疱疹《たいじょうほうしん》の症状は、知覚神経《ちかくしんけい》があるところなら、手のひらや足の裏、頭皮、目のまわり、性器など、**どこにでも出る可能性がありますが、ほぼ１００％、からだの一部の左右どちらかに帯状**に現れます。なぜ、このような特徴的な出現パターンを示すのでしょうか。

左の図は、脊髄神経《せきずいしんけい》から出る知覚神経が皮膚のどの領域の感覚を支配しているのかを示した**「デルマトーム」**と呼ばれるものです。これを見ると、知覚神経は、脊椎《せきつい》（背骨）を中心に左右対称に皮膚の感覚を支配していることがわかります。Ｖ１、Ｃ２、Ｌ３といったアルファベットと数字の組み合わせは、皮膚の番地のようなものです。

水痘《すいとう》・帯状疱疹ウイルスは知覚神経に沿ってひろがりますが、たとえば、左のＣ４の神経にいたウイルスが、中心線（脊椎）を乗り越えて右のＣ４にひろがることはほぼありません。帯状疱疹の症状がからだの片側だけに帯状に現れることが多いのはこのためです。また、右のＣ４とＣ３や左のＴ２〜４という具合に、デルマトームの隣り合う２〜３領域にかけて出る場合がほとんどです。

帯状疱疹は皮疹や水ぶくれが帯状に現れるという特徴的な症状から、皮膚の病気であると考えてしまいがちです。しかし実際には、ウイルスが皮膚の下にある知覚神経を刺激することでおこる病気であり、皮膚症状よりも痛みのほうが治りにくいこともあります。どのような症状が強く出るかは、個人差があります。

脊髄神経の皮膚感覚の支配領域(デルマトーム)

水痘・帯状疱疹ウイルスは、発症前は神経節に潜んでおり、免《めん》疫《えき》力《りょく》低下などにより再活性化すると、デルマトームに沿ってひろがります。そのため、帯状疱疹の症状は基本的にデルマトームと一致します。

デルマトーム表　デルマトーム背

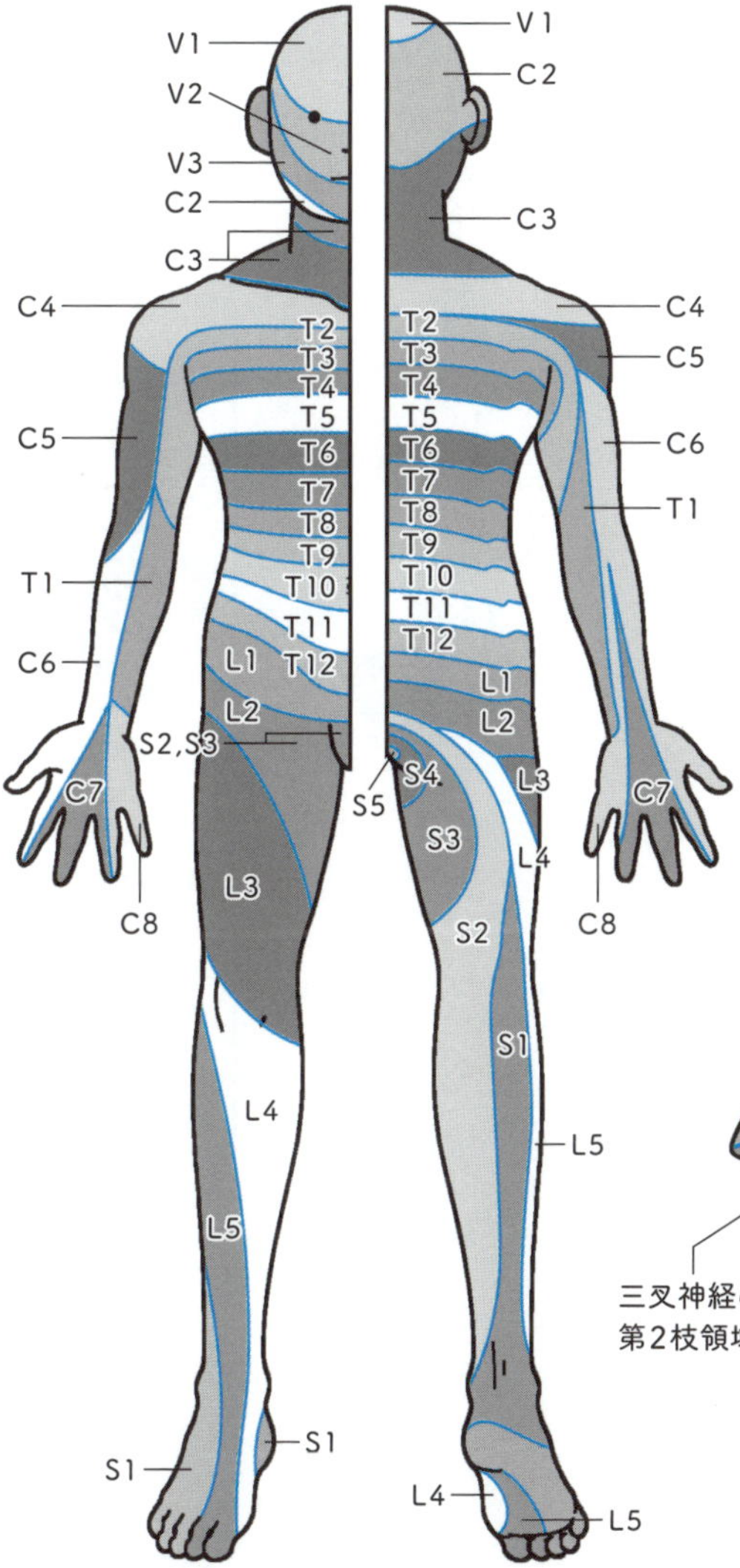

- V1～3 ：三叉神経
- C2～8 ：頸《けい》神経
- T1～12 ：胸神経
- L1～5 ：腰神経
- S1～5 ：仙骨神経

皮膚の神経支配領域(頭部)

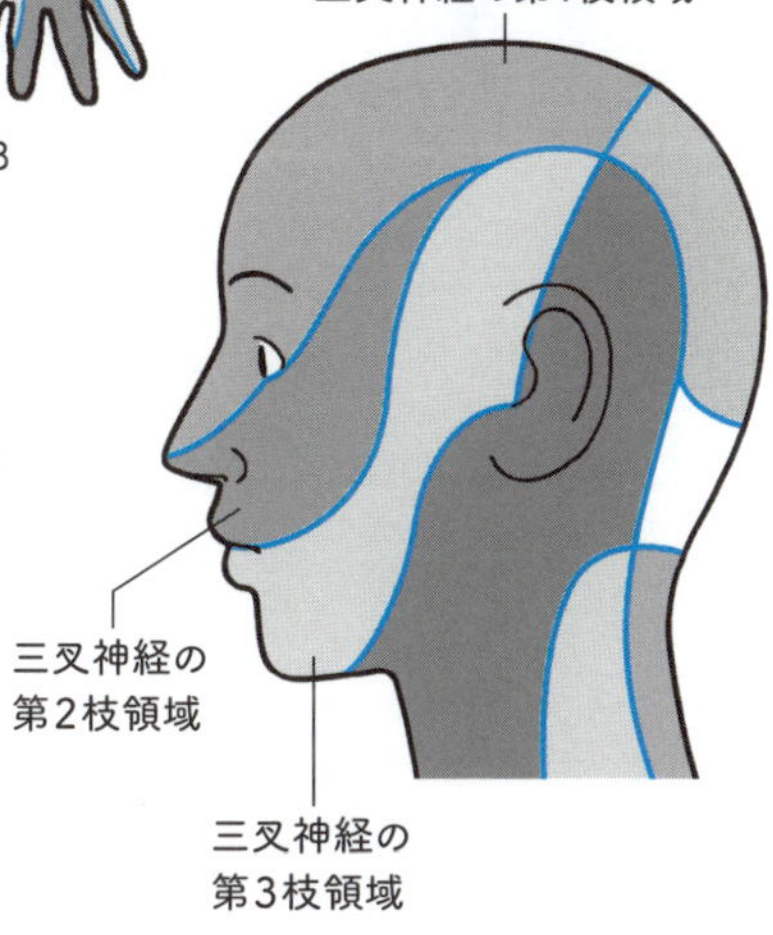

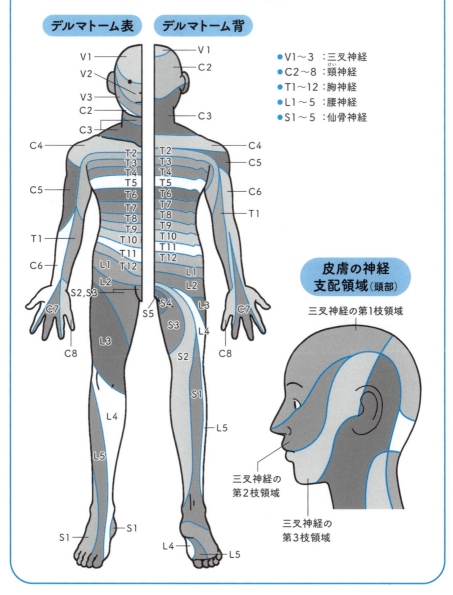

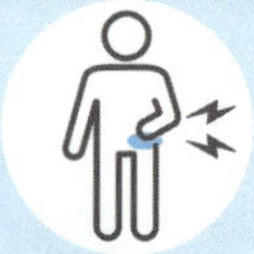

Section

06

帯状疱疹は上半身にできやすい 目のまわりなど顔にできたら要注意！

帯状疱疹は、知覚神経があるところなら全身どこにでも発症する可能性がありますが、**上半身、とくに頭や顔、胸などでおこりやすい**といえます。

なかでも注意が必要なのが、目のまわりなど顔に帯状疱疹が出た場合です。くわしくはP48～49で説明しますが、顔に帯状疱疹ができると顔面神経《がんめんしんけい》麻痺《まひ》や結膜炎《けつまくえん》、角膜炎《かくまくえん》、耳鳴《みみな》り、難聴《なんちょう》などの合併症《がっぺいしょう》をおこすリスクがあり、入院を余儀なくされるケースもあります。目のまわりなど顔に痛みを感じたり皮疹、水ぶくれができたりしたら、すぐに医療機関を受診しましょう。また、帯状疱疹が首まわりにできると肩や腕が、腰まわりにできると足が動かしにくくなることがあります。陰部《いんぶ》にできると排尿トラブルがおこる場合もあります。

Column

知覚神経と運動神経

知覚神経と対をなす神経に運動神経があります。知覚神経が聴覚や視覚、触覚などの感覚からの刺激を脳に伝えるのに対して、運動神経は脳からの指令を受けて全身の筋肉を動かす役目を担っています。帯状疱疹は知覚神経が刺激されることでおこる病気です。しかし、稀《まれ》に運動神経にも影響を与えることがあるため、肩や腕、足を動かしにくくなることがあると考えられています。

帯状疱疹が発症する部位と割合

上半身への発症が、過半数を占めています。頭部や顔面にできるケースも約18％と、決して低くはありません。

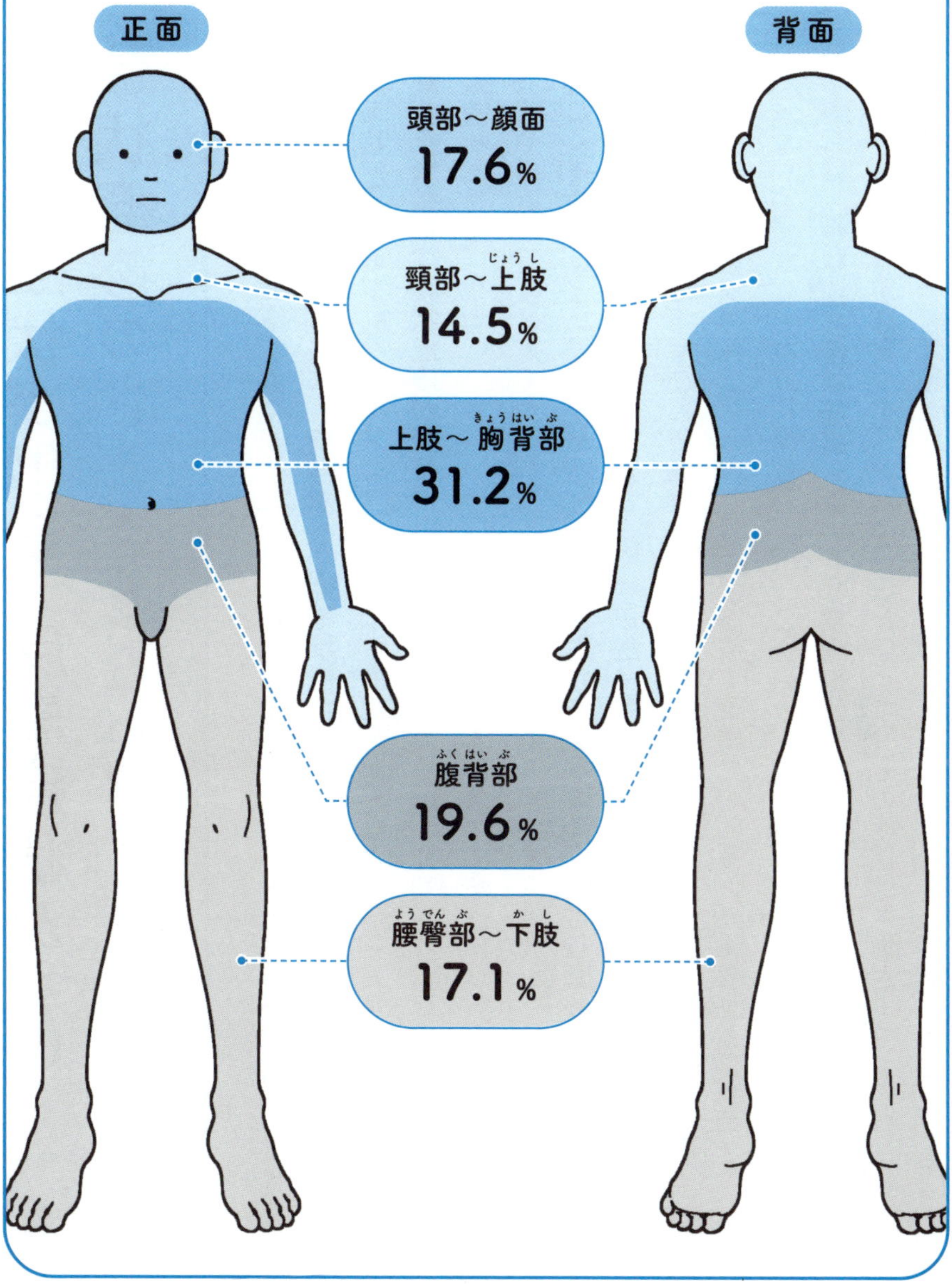

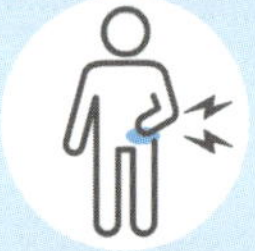

Section
07

全身に症状が出る、皮膚症状がない…帯状疱疹のさまざまなパターン

からだの左右どちらかのデルマトーム（→P22～23）の2～3領域に、皮疹や水ぶくれ、痛みが出現する。これが帯状疱疹の典型的なケースで、顔と足のように**離れた領域に、帯状疱疹が同時に出ることは、ほぼありません。**

　皮膚症状の現れ方や痛みの程度は人それぞれです。皮膚症状が著《いちじる》しく疼痛《とうつう》もひどい場合がある一方で、皮膚症状は著しいけど疼痛はそれほどでもない場合や皮膚症状は軽度でも疼痛がひどい場合などもあります。皮膚症状と疼痛の程度は必ずしも相関するわけではないのです。ちなみに発症当初から疼痛が強い場合は、**帯状疱疹後神経痛《たいじょうほうしんごしんけいつう》**（→P95）に移行しやすいので注意が必要です。

　また、大変稀ではありますが、**帯状疱疹が全身に出るケースもあり、「汎発性帯状疱疹《はんはっせいたいじょうほうしん》」（播種《はんしゅ》性《せい》帯状疱疹）と呼ばれます。**これは、悪性リンパ腫《しゅ》や白血病《はっけつびょう》、がんなどの病気および治療が原因となって全身の免疫が抑制され、水痘・帯状疱疹ウイルスが血流に乗って全身にひろがることでおこると考えられています。ただし、ふつうに日常生活が送れている人は、まず心配ありません。

　また、**痛みやかゆみ、違和感があるのに皮疹や水ぶくれが出現しない、「無疹性帯状疱疹《むしんせいたいじょうほうしん》」**も日常診療で稀に見かけるので注意が必要です。

　このほか、**前駆症状《ぜんくしょうじょう》（→P12）がなく、いきなり皮膚症状が出るケース**もあり、ひと口に帯状疱疹といってもその症状はさまざまです。自己判断せず、早めに皮膚科医の診療を受けましょう。

帯状疱疹のさまざまなパターン

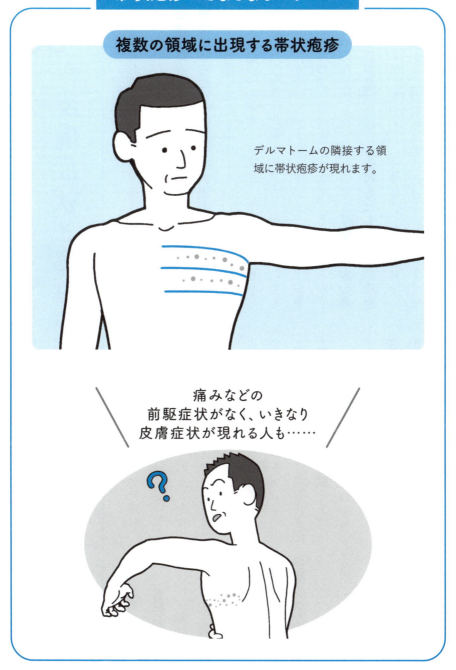

複数の領域に出現する帯状疱疹

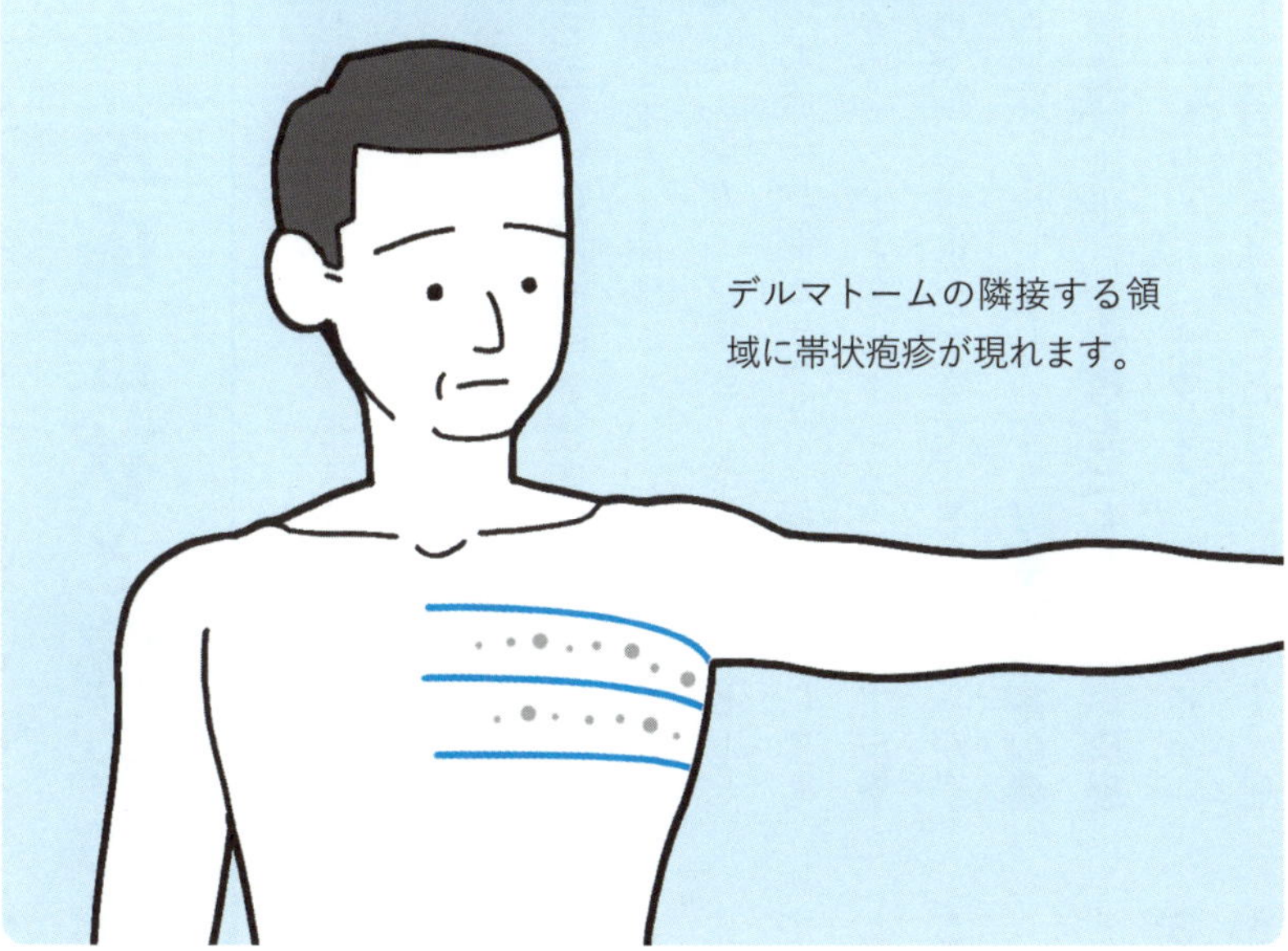

痛みなどの
前駆症状がなく、いきなり
皮膚症状が現れる人も……

Section 08

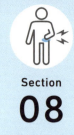

治るまでおよそ1か月 皮膚症状と痛みの経過

すでにお話ししたように、帯状疱疹は、皮疹や水ぶくれができる前からはじまっています。**皮膚にはなにも異常がないのに感じられる前駆症状は、通常は数日から1週間つづきます。**

「なにも思いあたる原因がないのに頭の半分がずきずき痛い」「腰から片側の下肢にかけてピリピリ痛い」「お腹の片側がチクチク痛い。虫にでも刺されたかな」などと思っていると、やがて皮膚に赤いぶつぶつや水疱ができてくる、これらが帯状疱疹の典型的なはじまり方です。**帯状疱疹の典型的な皮膚症状は小さな水疱をともなう赤い皮疹**で、痛みは、ピリピリ、チクチク、電気が走る、というように表現されることが多いようです。症状が虫刺《むしさ》されやかぶれなど、ほかの皮膚疾患と似ている場合があり、診断を難しくしています。

皮疹が出るころに感じるこの痛みを**「急性痛《きゅうせいつう》」**といいます。水ぶくれをともなう皮疹は、一般的には10～15日かけてかさぶたになります。かさぶたはしばらくすると自然にはがれ落ち、皮膚は徐々に乾燥して治っていきます。この時点で、皮疹ができた周囲にかゆみを自覚する方も、一部いらっしゃいます。個人差はありますが、**前駆症状からここまで2～4週間程度**です。

急性痛も皮膚症状と同じくらいの時期におさまることがほとんどですが、痛みだけが残って**2～3か月以上続く場合は、帯状疱疹後神経痛と診断されます**。残念ながら帯状疱疹後神経痛を完治する治療法は、現在確立されておりません。

症状の典型的な経過

1 ピリピリ、チクチクといった痛みを感じます（前駆症状）。

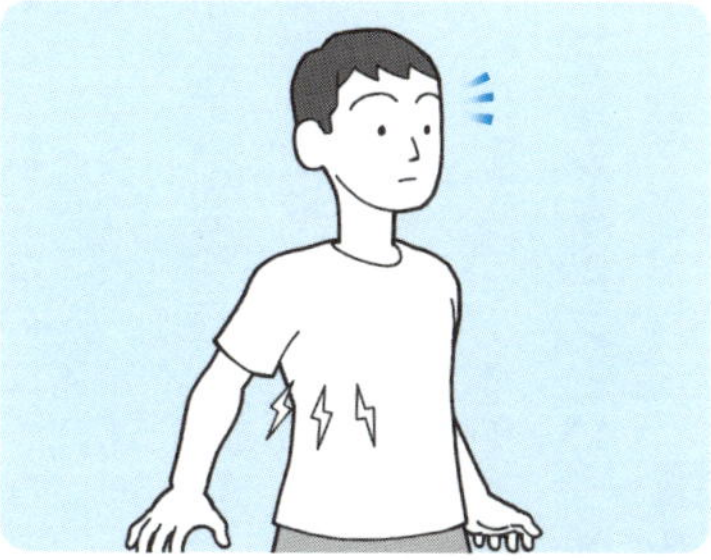

数日から1週間

2 前駆症状があった周辺に水ぶくれをともなう皮疹ができ、痛みを感じます（急性痛）。

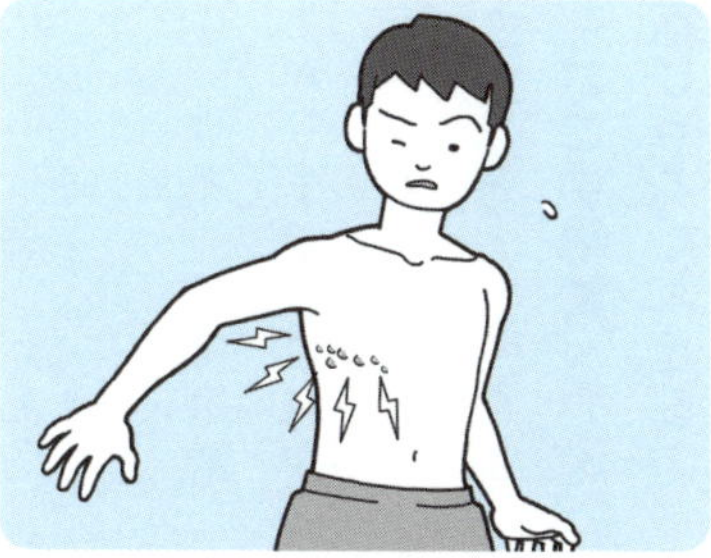

10〜15日

3 水ぶくれがかさぶたになります。

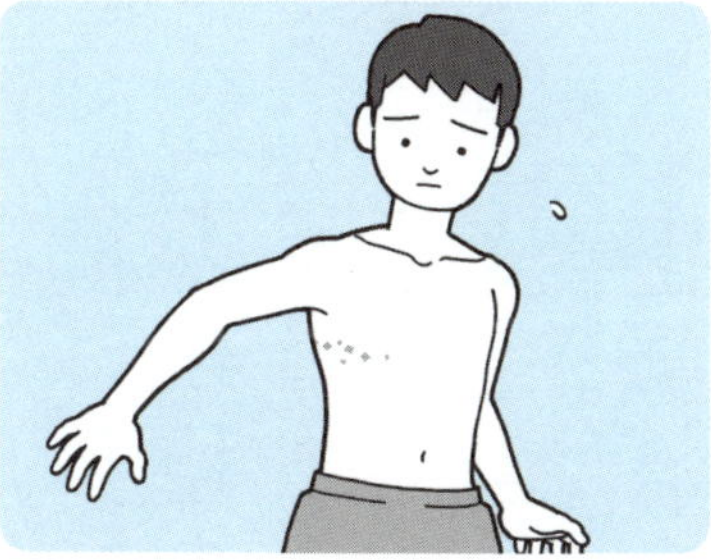

7〜15日

4 かさぶたが治り、急性痛も消失します。ただし、痛みがつづく場合があります。

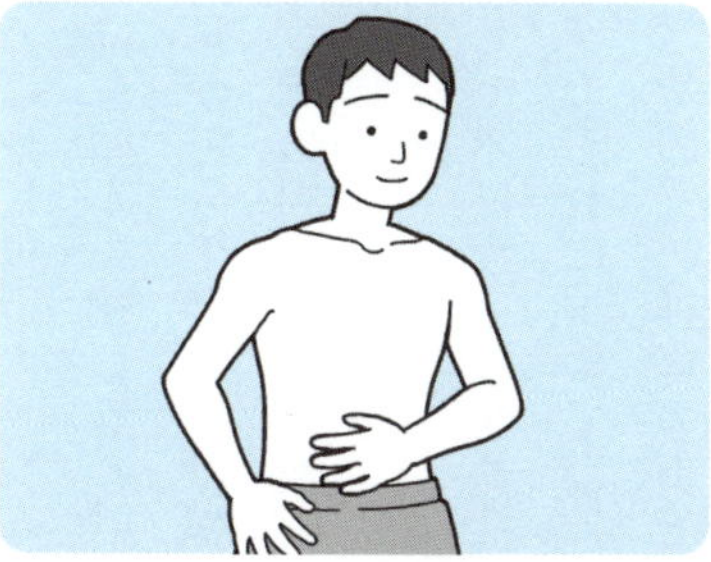

Section

09

帯状疱疹のつらい痛みは**どのようなメカニズム**でおこるのか

水ぼうそうも帯状疱疹も、原因は同じ水痘・帯状疱疹ウイルスです。どちらも皮疹や水ぶくれが現れますが、水ぼうそうが「かゆみ」をともなうのに対して、帯状疱疹は多くの場合、かゆみよりも「痛み」をともないます。同じウイルスによっておこる病気なのに、なぜこのような違いがあるのでしょうか。

帯状疱疹を発症しているとき、ウイルスは増殖しながら知覚神経を伝ってひろがります。これが刺激となって知覚神経が炎症をおこします。

神経に限らず、体内で炎症がおこると、その部分に**ブラジキニンという痛みをおこす物質**が分泌されます。つづいて、**痛みを感じやすくさせるプロスタグランジンという物質**も分泌されます。私たちが痛みを感じるのは、これらを脳が感知した結果です。

ウイルスの増殖・移動が刺激となって、**帯状疱疹が出現した付近のリンパ節も炎症をおこし、痛みを呈する**こともあります。たとえば、顔や頭に帯状疱疹ができたために、あごや耳付近のリンパ節が炎症をおこして、そこにも痛みを感じるという具合です。腹部に帯状疱疹ができて足のつけ根のリンパ節が炎症をおこし、その周辺に痛みが出るケースもあります。

一方、ウイルスに初感染して水ぼうそうを発症する際には、ウイルスは血液の流れに乗ってひろがり、神経は刺激しません。そのため神経の炎症もおきず、痛みをともなうこともないのです。

帯状疱疹の痛みがおこる仕組み

神経節に潜んでいたウイルスが再活性化すると、神経を傷つけながら皮膚へと移動します。傷ついた神経に炎症が生じ、痛みを引きおこす物質が分泌されます。

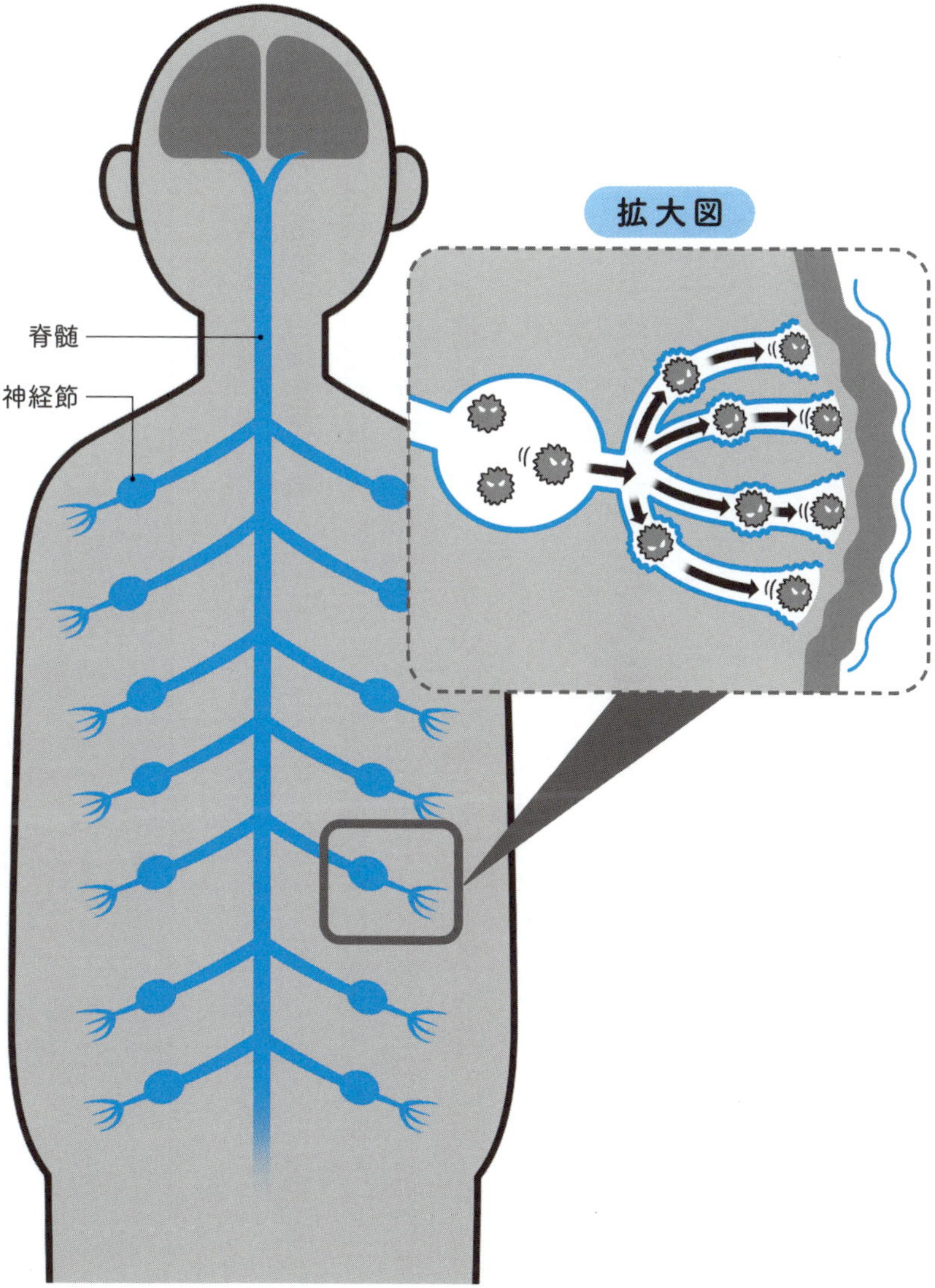

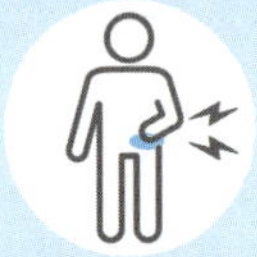

Section

10

1つでもあてはまる人は要注意！ 帯状疱疹を見分けるポイント

重症化および帯状疱疹後神経痛への移行を防ぐためには、**早期に適切な帯状疱疹の治療を受ける**ことが大切です。一方で、**帯状疱疹の症状は個人差が大きいうえ、ほかの病気との区別が難しい**という特徴があります。そこでここでは、帯状疱疹かどうかを見分けるポイントを紹介します。

からだの左右どちらかの一部分に皮疹や痛み、違和感などの症状があれば、帯状疱疹の可能性が高いといえるでしょう。帯状疱疹は多くの場合、前駆痛や急性痛をともないますが、これらの痛みは神経が炎症をおこすことで生じています。ぶつけたりけがをしたりしていないのに、「ピリピリした」「電気が走るような」「刺すような」痛みがあるなら、帯状疱疹かもしれません。

また、痛みではなく、「肌がぞわぞわする」「肌に触れたときの感覚がおかしい」などの違和感がある場合も帯状疱疹が疑われます。背中やおしりなど、自分で確認するのが難しい部位に痛みや違和感、かゆみがあるときは、皮疹や水ぶくれができていないか家族などに見てもらいましょう。

左ページのチェック表で**該当する項目が複数あれば、放置せず、早めに皮膚科にかかる**ことをおすすめします。

手足が痛いのに皮膚症状がない場合、整形外科に行っても原因がわからないといわれることもあります。このようなときは、ペインクリニックを受診してみましょう。帯状疱疹であれ、違う病気やけがであれ、痛みの原因がわかります。

帯状疱疹の見分け方のポイント

該当する項目が複数あれば、皮膚科でみてもらいましょう。

Check!

- □ 水ぼうそうにかかったことがある
- □ 50歳以上である
- □ 疲れやストレスがたまっている
- □ からだの片側だけに赤い皮疹、水ぶくれ、痛みのいずれかがある
- □ 赤い皮疹または水ぶくれがある場所が痛い
- □ 水ぶくれの数がどんどん増える
- □ 皮膚症状がなく、ぶつけたり、けがをしたりといった原因も思いあたらないのに、痛みがある
- □「ピリピリした」「電気が走るような」「刺すような」痛みがある
- □ 違和感があった周辺に、後から赤い皮疹や水ぶくれができた
- □ 皮膚科以外の診療科で「異常はありません」といわれたが、痛みがおさまらない

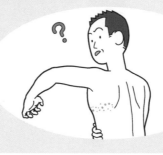

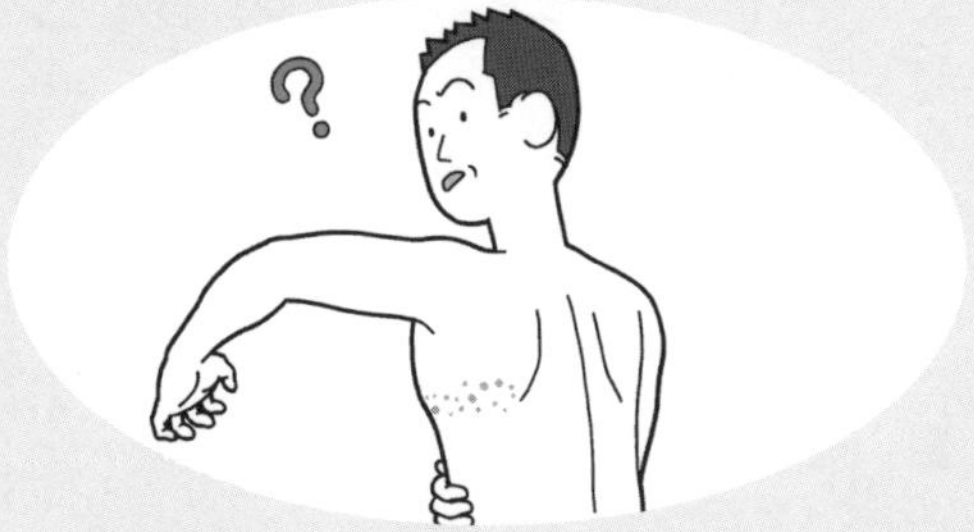

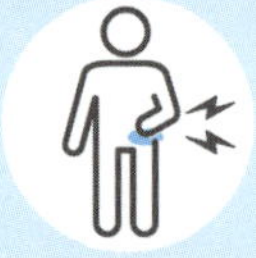

Section

11

高齢化が進む日本 帯状疱疹になる人が増えている!?

じつは**近年、帯状疱疹の患者数が増えています**。

宮崎県では、１９９７年以降毎年、帯状疱疹に関する「宮崎スタディ」という疫《えき》学《がく》調《ちょう》査《さ》が実施されています。この調査によると、１９９７年から２０１７年までの21年間で宮崎県の人口は８・３％減っているにもかかわらず、帯状疱疹の患者数は54・５％増加し、発症率は68・１％上昇しました。

帯状疱疹になる人が増えている最大の理由は高齢化です。帯状疱疹のリスクは50代から上昇して70代でピークを迎え、80歳までに３人に１人が発症することがわかっています。今後も高齢化は進むと推測されており、それにともない、帯状疱疹の患者数も発症率も上がる可能性が高いといえるでしょう。

Column

水ぼうそうワクチンの定期接種

２０１４年より、日本では乳幼児への水ぼうそうのワクチンが定期接種の対象となりました。これにより、水ぼうそうの流行が減少したため、水痘・帯状疱疹ウイルスに対する免疫を強化する機会がなくなったことが帯状疱疹の患者数増加の一因となっているという説があります。一方で、それは違うという人もいて、諸説あるものの、増加のいちばんの原因が高齢化であることは間違いありません。

帯状疱疹の患者数と発症率の推移

帯状疱疹の発症者数と平均発症率の推移（宮崎スタディ）

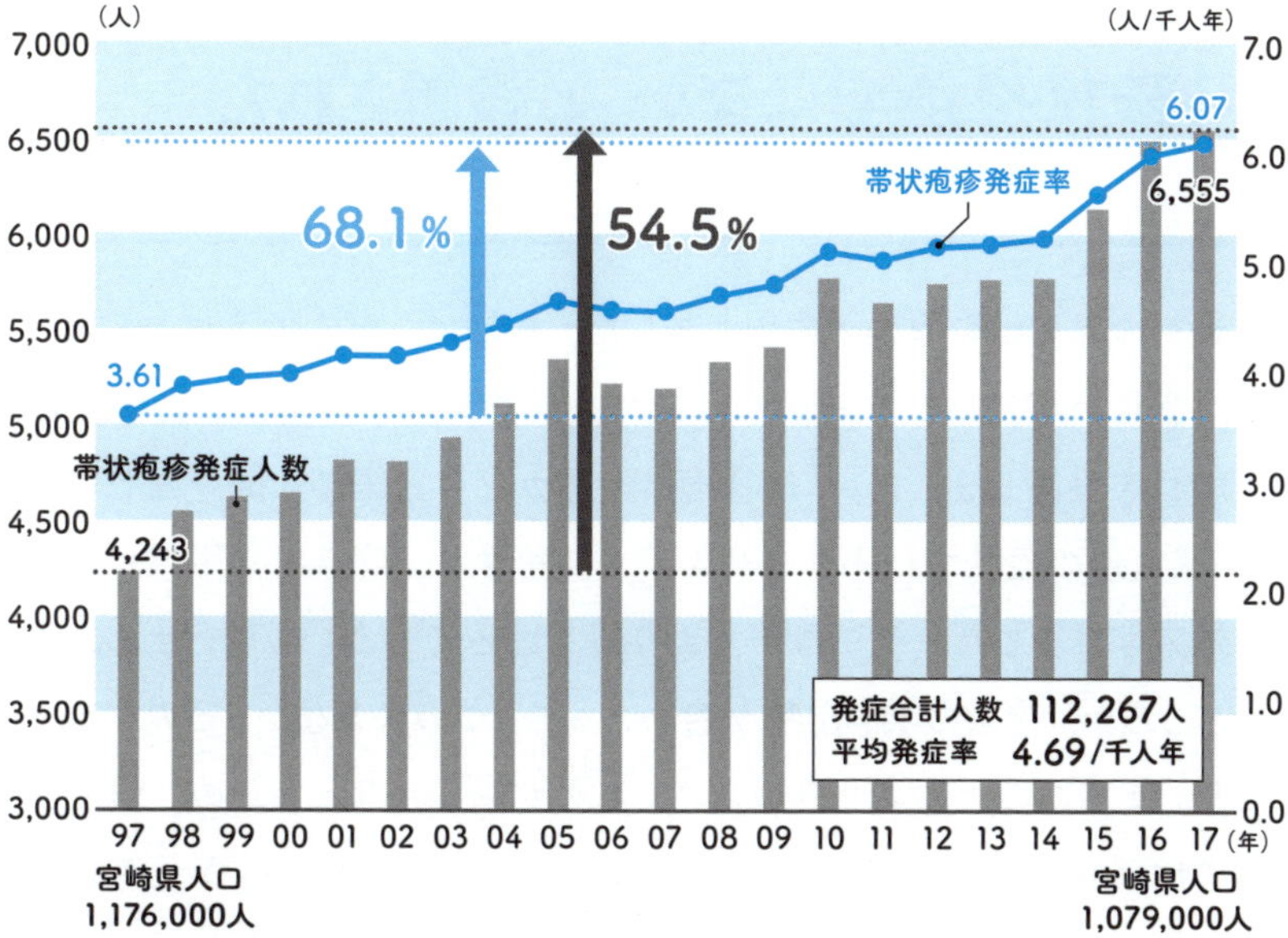

出典／国立感染症研究所HPより（https://www.niid.go.jp/niid/ja/allarticles/surveillance/2433-iasr/related-articles/related-articles-462/8235-462r07.html）

上のグラフの54.5%は帯状疱疹発症者の年総数の増加率、68.1%は帯状疱疹の平均発症率の増加率。総人口は1,176,000人から1,079,000人へと20年間で8.3%減少している。

＼ 増加傾向の理由 ／

●高齢化が最大の原因　●疲れ　●仕事のストレス　など

今後ますます帯状疱疹を
発症する人が増えるかも!?

帯状疱疹体験談❷

顔に吹き出物ができて総合病院へ「帯状疱疹ではない」と診断された

Mさん（30代・女性）

最初の異変は右眉の上に現れました。最初はただの肌荒れかと思っていましたが、いつもの吹き出物とは様子が違うため、総合病院の皮膚科を受診しました。「帯状疱疹ですか？」と医師に聞いたところ、「帯状疱疹の症状ではありません」と断言され、吹き出物用のぬり薬を処方されました。ところが、ぬり薬をぬってもよくなりません。それどころか、複数の吹き出物が合わさって1つの大きなかさぶたになったり、まぶたの上に切り傷のようなものが増えたりしたため、慌てて別の皮膚科へ。そこでようやく帯状疱疹と診断され、抗ウイルス薬とぬり薬を処方されました。

数日経つと、頭皮と肩のあたりがピリピリするような、それまでなかった感覚が出てきました。脳に影響があってはまずいと思い、インターネットで帯状疱疹にくわしい病院を検索。ヒットしたのが「いしいクリニック築地」です。抗ウイルス薬はすでに処方されていたので、石井先生は神経痛を抑える薬と、まぶたの上の傷に合うぬり薬を出してくれました。神経痛の薬については、痛みの強さに合わせて薬の種類や用量を変えながら処方してくれました。

「いしいクリニック築地」を受診してから1か月ほど経ったいま、頭皮や肩の神経痛も治り、小さな傷はすっかり消えました。眉の上の大きい傷痕はまだ残っていますが、メイクで隠れるレベルなので、時間をかけて治していきたいと思っています。

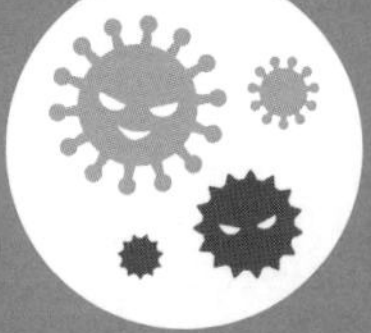

第 2 章

なぜ帯状疱疹にかかってしまうのか

症状に個人差があり、
周囲の人の理解が得られにくい帯状疱疹ですが、
かかりやすい人、かかりにくい人など、
特徴はあるのでしょうか。

典型的な帯状疱疹の症状とは

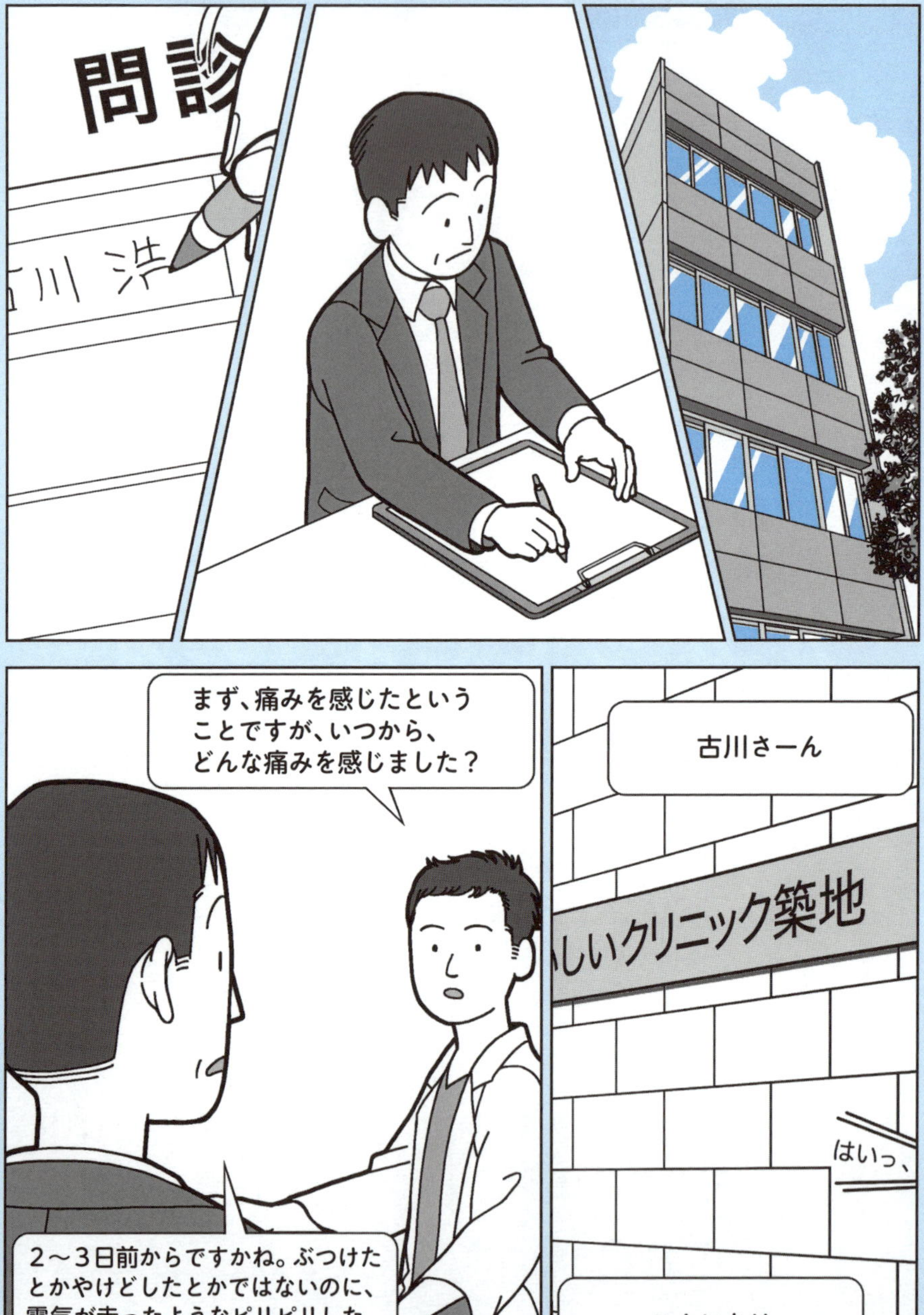

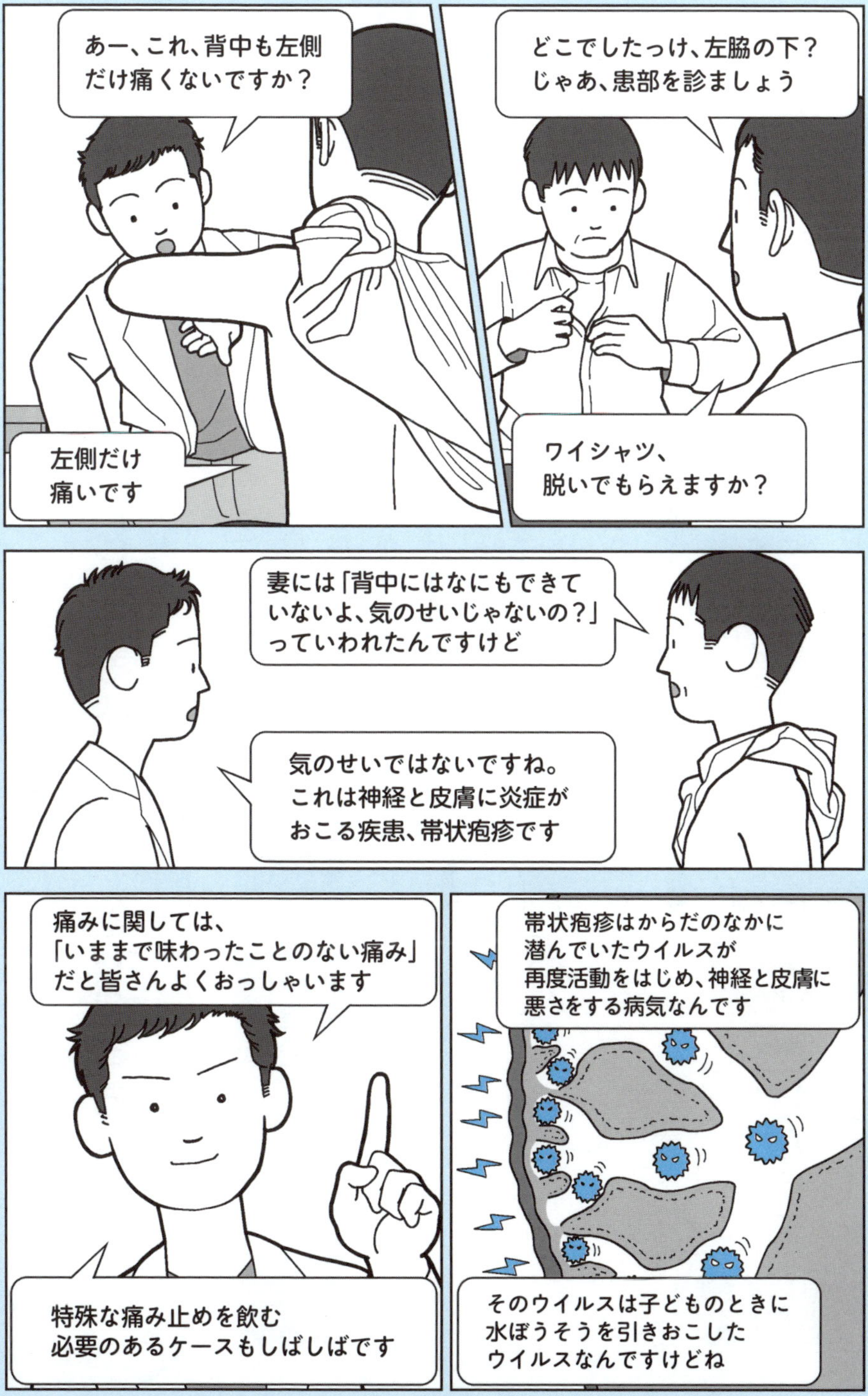
あー、これ、背中も左側だけ痛くないですか？
左側だけ痛いです
どこでしたっけ、左脇の下？じゃあ、患部を診ましょう
ワイシャツ、脱いでもらえますか？
妻には「背中にはなにもできていないよ、気のせいじゃないの？」っていわれたんですけど
気のせいではないですね。これは神経と皮膚に炎症がおこる疾患、帯状疱疹です
痛みに関しては、「いままで味わったことのない痛み」だと皆さんよくおっしゃいます
特殊な痛み止めを飲む必要のあるケースもしばしばです
帯状疱疹はからだのなかに潜んでいたウイルスが再度活動をはじめ、神経と皮膚に悪さをする病気なんです
そのウイルスは子どものときに水ぼうそうを引きおこしたウイルスなんですけどね

Section
12
子どものころに感染したウイルスが再活性化して帯状疱疹を引きおこす

患者さんに帯状疱疹《たいじょうほうしん》だと伝えると、「心あたりがないのですが、誰かから感染したのでしょうか」と聞かれることがあります。帯状疱疹の原因である水痘《すいとう》・帯状疱疹ウイルスは、ヒトからヒトへ感染するウイルスですが、**感染したのは発症のはるか前、子どものころ**である場合がほとんどです。

水痘・帯状疱疹ウイルスにはじめて感染すると、水ぼうそう（水痘）を発症します。1～3歳のころにかかる人が多いため覚えていない人も多いかもしれませんが、5歳までに約80％の子どもがかかるといわれています。

水ぼうそうは1週間ほどで治りますが、ウイルスが死滅したわけではありません。水痘・帯状疱疹ウイルスは、**一度感染すると生涯にわたって体**

ウイルスは体内に潜みつづけ帯状疱疹となって現れる

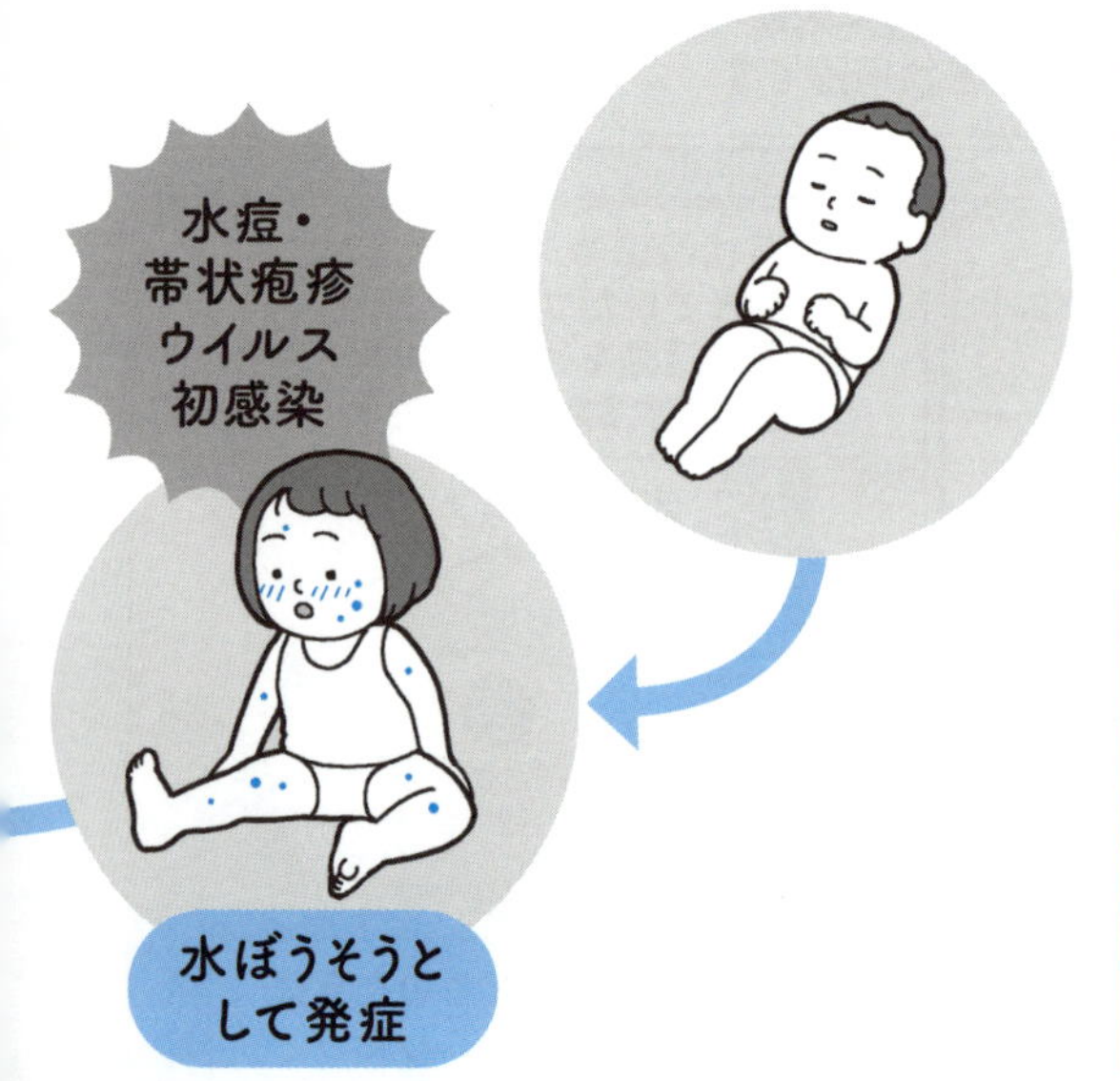
水痘・帯状疱疹ウイルス初感染
水ぼうそうとして発症

内に存在しつづけるという厄介な性質があります。

水痘・帯状疱疹ウイルスは、水ぼうそうが治ったあとも知覚《ちかく》神経《しんけい》の神経節《しんけいせつ》に潜《ひそ》み、再活性化のときをじっと待っています。年齢を重ね、老化により免疫力《めんえきりょく》が下がるとウイルスに対する抵抗力も下がり、そして、いざ再活性化したら、今度は水ぼうそうではなく**帯状疱疹として発症**するのです。

水痘・帯状疱疹ウイルスに初感染してから水ぼうそうを発症するまでの期間は、一般的に2週間程度です。一方、水痘・帯状疱疹ウイルスに初感染してから帯状疱疹を発症するまでの期間は人によって大きく異なります。10～40代で発症する人もいれば80代で発症する人もいますし、ウイルスが再活性化することなく、亡くなるまで発症しない人もいます。

きわめて稀《まれ》ですが、胎児期《たいじき》や乳児期《にゅうじき》に水痘・帯状疱疹ウイルスに感染してしまい、就学前《しゅうがくまえ》に帯状疱疹を発症するケースもあります。

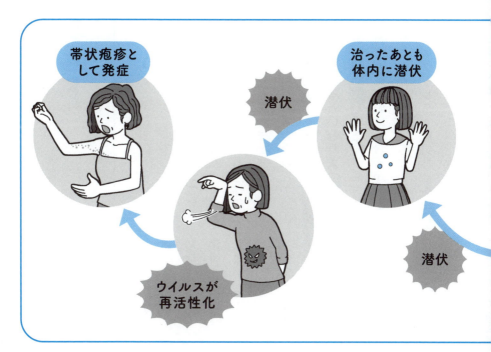

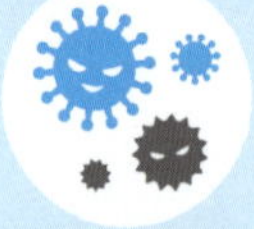

Section 13

発症のいちばんの理由は 加齢による免疫力の低下

日本の成人の90％以上は水痘・帯状疱疹ウイルスをもっています。だからといって、すべての人が帯状疱疹を発症するわけではありません。ウイルスが再活性化するメカニズムはまだはっきりとはわかっていませんが、**免疫力の低下が発症のきっかけ**であると考えられています。

ウイルスや細菌などの病原体からからだを守る仕組みを「免疫」といい、**自然《しぜん》免疫と獲得《かくとく》免疫があります**。自然免疫はヒトにもともとそなわっている仕組みで、病原体などを発見するとただちに排除します。一方、獲得免疫はある病原体に一度感染すると身につく免疫。一度感染したその病原体が自然免疫を突破すると、今度は獲得免疫が攻撃を開始するという、**二段構え**になっています。

子どものころに水ぼうそうにかかった人は、水痘・帯状疱疹ウイルスに対する獲得免疫をもっています。獲得免疫が機能しているうちは、ウイルスは再活性化できません。けれど、獲得免疫が一定の水準より弱まると再活性化してしまい、帯状疱疹を発症してしまいます。

獲得免疫が弱るいちばんの原因は加齢です。**水痘・帯状疱疹ウイルスに対する獲得免疫は30〜40年維持されるといわれますが、時間が経過するにつれて弱っていきます**。おまけに**自然免疫も、加齢とともにそのはたらきが低下**します。帯状疱疹のリスクが加齢とともに上がるのはこのためで、疲れやストレス、病気なども免疫のはたらきを阻害し、帯状疱疹の再活性化につながります。

免疫が弱まるとウイルスが再活性化する

水痘・帯状疱疹ウイルス感染によって得た獲得免疫が一定の水準を下回ると、ウイルスが再活性化して帯状疱疹を発症します。

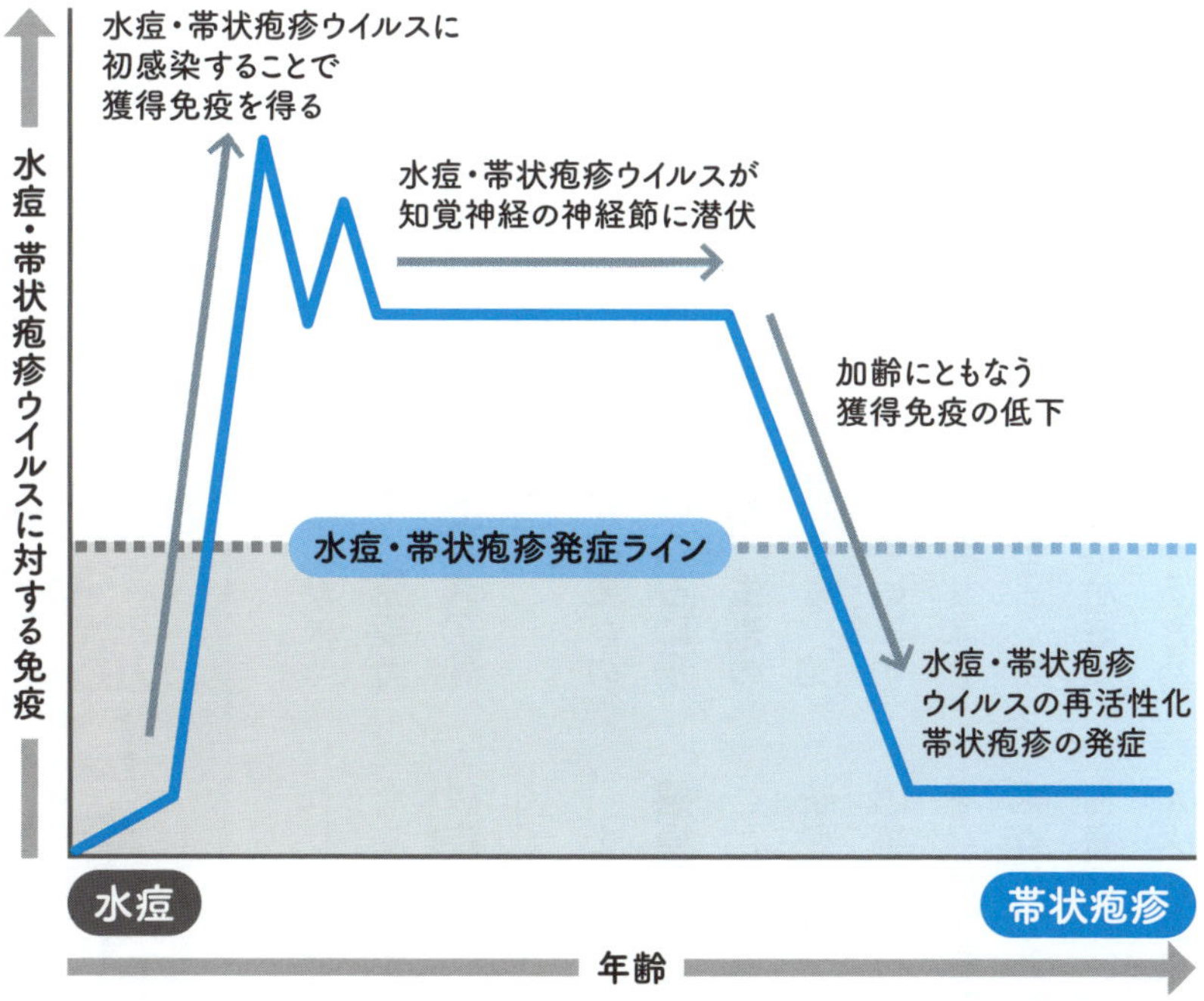

Column

帯状疱疹の罹患率《りかんりつ》 男女で違いは？

帯状疱疹のかかりやすさに、男女で違いはあるのでしょうか？ 帯状疱疹を発症するリスクは女性のほうが男性より1・5倍高いというデータもある一方で、男女で有意な差はないとする報告もあります。帯状疱疹は年齢・性別にかかわらず、誰もが発症する可能性があると考えたほうがいいでしょう。帯状疱疹後神経痛《しんけいつう》の罹患率についても、男女で有意な差はないようです。

Section

14

50歳以上、ストレスが多い人はハイリスク！帯状疱疹を発症しやすい人の特徴

水痘・帯状疱疹ウイルスは、免疫力の低下がきっかけで再活性化すると考えられています。**免疫力の低下を招く要因《よういん》は、加齢、疲れ、ストレス、外《がい》傷《しょう》（けが）、手術、がんなどの病気**です。

最大の要因は加齢です。とくに注意が必要なのが50歳以上の人です。**50歳は、子どものころに水ぼうそうにかかることで得た獲得免疫も、生来の自然免疫も、ともに弱まるころ**。統計からも、50歳以上の発症リスクが高いことがわかっています。

ストレスや疲れがたまっている人も発症リスクが高くなります。どちらも免疫力の低下を招くからです。なお、ストレスは日常生活に変化があったり、心身に刺激があったりすると発生するため、就職や結婚、出産、旅行といった楽しいことやうれしいこともストレッサー（ストレスの要因）となり得ます。このほか、がんや糖尿病といった基《き》礎《そ》疾患《しっかん》や、外傷、手術、抗がん剤などの投与も要因であると考えられています。

また、近年の研究から、**新型コロナウイルスに感染したことがある人も、帯状疱疹になりやすい**ことがわかってきました。アメリカの研究では、新型コロナウイルスに感染した50歳以上の人は、感染していない人に比べて6か月以内に帯状疱疹を発症するリスクが15%、新型コロナウイルスに感染して入院した人は発症リスクが21%、それぞれ高いという結果が出ています。新型コロナウイルスに感染した人は、帯状疱疹の発症リスクが高いことを覚えておきましょう。

帯状疱疹のおもな要因

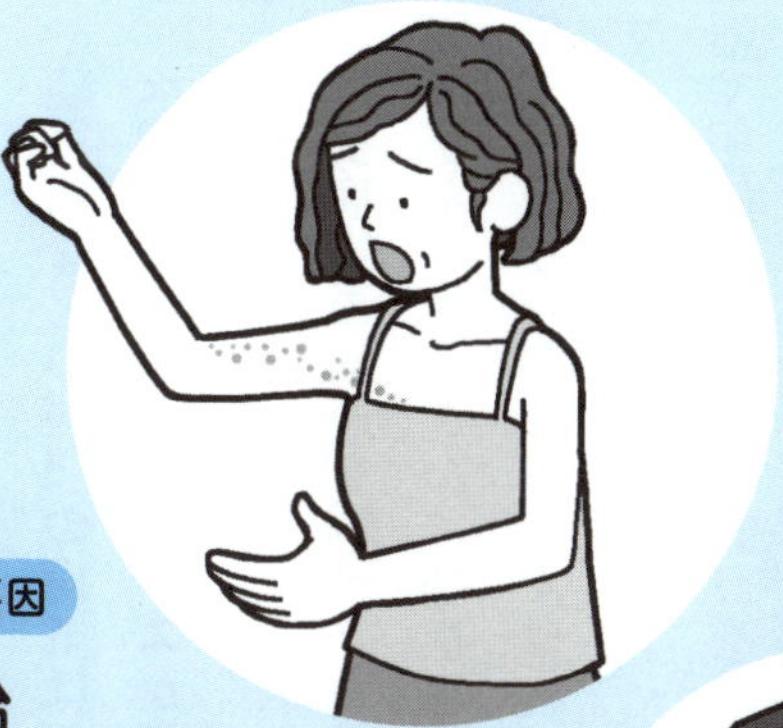

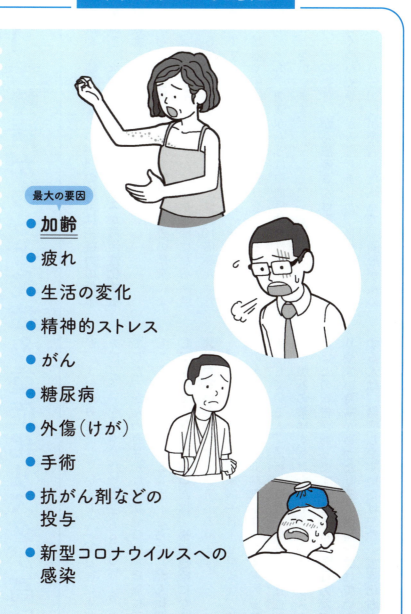

最大の要因

- **加齢**
- 疲れ

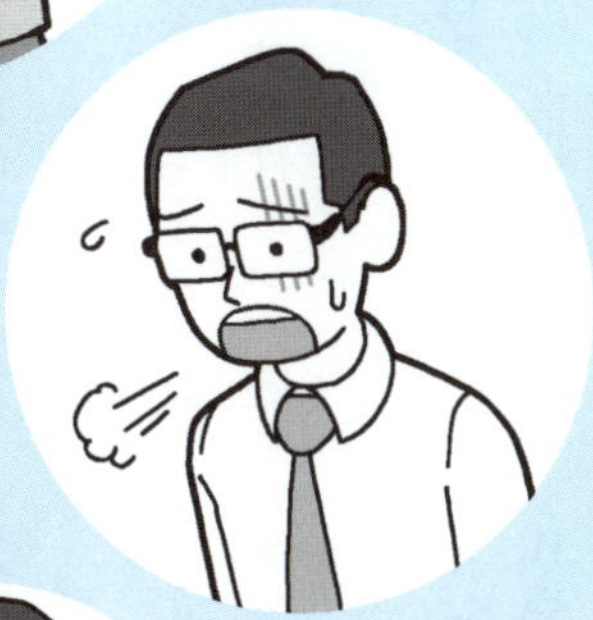

- 生活の変化
- 精神的ストレス
- がん

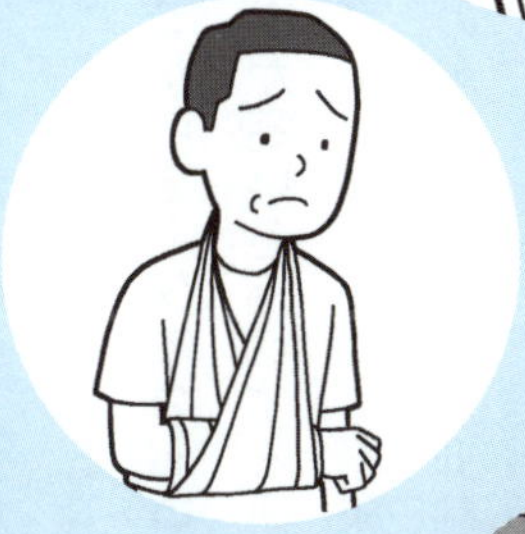

- 糖尿病
- 外傷（けが）
- 手術
- 抗がん剤などの投与

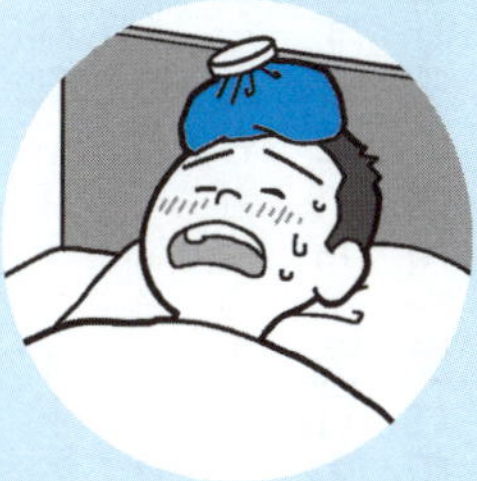

- 新型コロナウイルスへの感染

Section

15

糖尿病、がん、腎臓病……
持病があると発症＆重症化リスクが高い

がんや糖尿病などの**一部の病気は免疫力の低下を招き、水痘・帯状疱疹ウイルスが再活性化する引き金**となります。

がんと帯状疱疹の関連を調べた海外の研究によると、固形がんの患者さんは帯状疱疹になる頻度が約5倍、血液がんの患者さんは約10倍高かったそうです。固形がんとは、肺や胃、腸、すい臓など、臓器や組織などでかたまりをつくるがんの総称で、一方、血液がんとは白血病《はっけつびょう》や悪性リンパ腫《しゅ》のことをいいます。

別の研究では、**がん患者さんは帯状疱疹の痛みが長くつづく**傾向がみられました。帯状疱疹と診断されてから30日が経過した時点で、固形がんの患者さんの14・0％、血液がん患者さんの18・9％が、まだ痛みを感じていました。90日後にも痛みを感じている患者さんはそれぞれ8・6％、5・7％でした。がん患者さんは帯状疱疹後神経痛に移行しやすいといえるでしょう。さらに、**がんに罹患してから2～3年のあいだは、帯状疱疹になるリスクが高い**と指摘する研究もあります。

がんだけでなく、糖尿病やHIV感染症、膠原《こうげん》病《びょう》の患者さん、免疫抑制剤《めんえきよくせいざい》やステロイド内服剤《ないふくざい》を服用している人、透析《とうせき》を受けている人、造血幹細《ぞうけつかんさい》胞《ぼう》や臓器の移植を受けた人も帯状疱疹のリスクが高いとの報告があります。これらの**免疫力が下がりやすい持病があったりその治療を受けていたりする人は、発症しやすいだけでなく重症化および再発のリスクも高い**ので注意が必要です。

帯状疱疹とかかわりの深い病気

下表に挙げた病気は、免疫力が下がりやすいため、帯状疱疹を発症しやすく、また、長引いたり重症化したり、帯状疱疹後神経痛を招いたりしやすい傾向にあります。

病名	特徴
がん	悪《あく》性《せい》腫《しゅ》瘍《よう》。遺伝子が傷ついてできた異常な細胞（がん細胞）が、無秩序に増えつづけることで発症する。固形がん、血液がんに大別できる。
糖尿病	すい臓から分泌されるインスリンというホルモンが不足し、血糖値が異常に高くなる。
HIV感染症	HIVウイルス（ヒト免疫不全ウイルス）が免疫細胞を破壊し、免疫機能が正常にはたらかなくなる。
膠原病	免疫機能に異常がおき、本来は守るべき自分のからだを攻撃してしまう自己免疫疾患の総称。関節リウマチ、シェーグレン症候群、全身性エリテマトーデスなどがある。
腎臓病	腎臓のはたらきが悪くなる病気の総称。進行して慢性腎不全になると、定期的に人工透析が必要になる。

Section
16

あの有名人も発症を告白！帯状疱疹は合併症もこわい

帯状疱疹は合併症《がっぺいしょう》を生じる場合があります。代表的なのが**ラムゼイ・ハント症候群**（**ハント症候群**）です。アメリカの神経科医ラムゼイ・ハントが報告した病気で、顔の片側に帯状疱疹が出現し、顔面神経《がんめんしんけい》麻痺《まひ》、味覚障害《みかくしょうがい》、舌のしびれ、耳鳴《みみな》り、難聴《なんちょう》、めまいなどをともないます。２０２２年に、歌手で俳優のジャスティン・ビーバーさんが帯状疱疹からラムゼイ・ハント症候群を引きおこしたと発表し、話題になりました。

ラムゼイ・ハント症候群は、治療をしても完治するケースは60％程度に留まるというデータもあり、症状に気づいたらすみやかに適切な治療を受けることが重要です。

目の周囲におこる帯状疱疹は角膜炎《かくまくえん》、ブドウ膜《まく》

ラムゼイ・ハント症候群

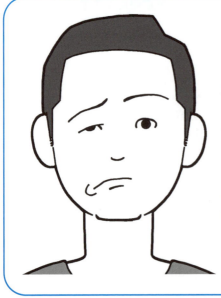

眉が上げられない、顔の半分が動かせない、目がうまく閉じられない、涙が勝手に出る、水が口からこぼれる、味がわからないなどの症状が現れます。

炎《えん》、結膜炎《けつまくえん》、虹彩炎《こうさいえん》、強膜炎《きょうまくえん》、緑内障《りょくないしょう》、眼筋麻痺《がんきんまひ》などの眼合併症《がんがっぺいしょう》をともなうことがあるのでラムゼイ・ハント症候群以外にも注意が必要です。ラムゼイ・ハント症候群、目の周囲におこる帯状疱疹ともに、皮膚科に加えて耳鼻咽喉科《じびいんこうか》や脳神経外科《のうしんけいげか》の診療が必要なこともあります。

また、顔面・頭部の帯状疱疹により髄膜炎《ずいまくえん》やヘルペス脳炎（→P17）を発症するケースもあります。これらの帯状疱疹発症中に発熱や吐き気などの症状が認められたら、即座に医療機関を受診しましょう。最悪の場合は命にかかわります。

腹部に帯状疱疹ができた場合は、便秘になることがあります。また、おしりから陰部《いんぶ》周辺に帯状疱疹ができた場合には、尿が出にくいなどの排尿トラブルがおこることがあります。このほか、水ぶくれができた箇所が細菌などに感染する二次感《にじかん》染《せん》にも注意が必要です。

眼部帯状疱疹

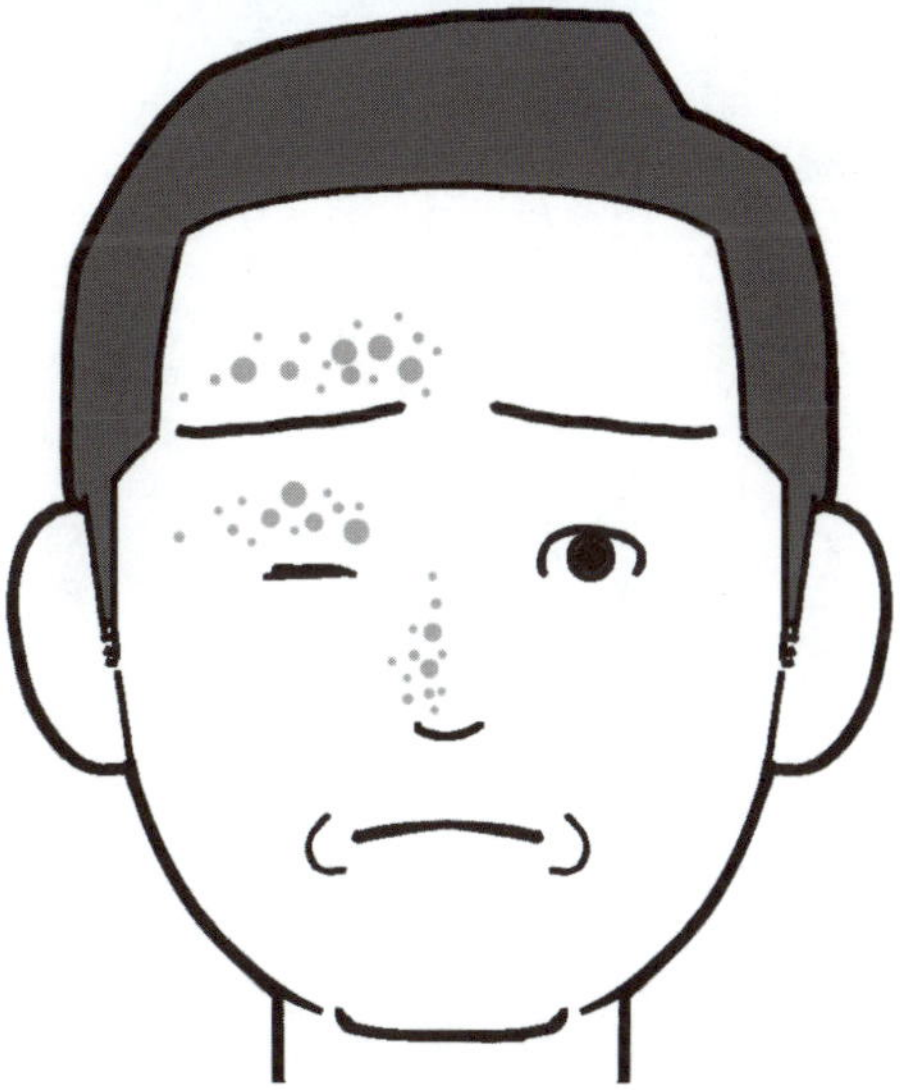

目の周囲におこる帯状疱疹では、頭頂部《とうちょうぶ》、額《ひたい》、目、鼻に症状が出ます。眼合併症をおこす確率が高いので注意が必要です。

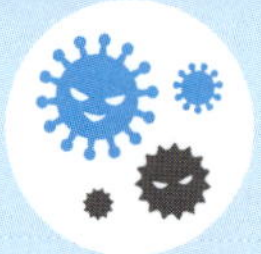

Section
17
医師による診断が不可欠 帯状疱疹と間違われやすい病気

帯状疱疹とは違う病気なのに、よく似た症状が出る場合があります。代表例が**口唇《こうしん》ヘルペスと性《せい》器《き》ヘルペス**です。どちらも小さな水ぶくれが出現し、痛みをともないます。

丹毒《たんどく》も帯状疱疹の症状と一部が似ています。**丹毒は皮膚が連鎖球菌《れんさきゅうきん》という細菌に感染しておこる病気**で、患部が赤くはれ上がり、強い痛みがあります。とくに顔や足に発症しやすく、顔に出た場合は**帯状疱疹との鑑別《かんべつ》が必要**です。

接触皮膚炎《せっしょくひふえん》も、帯状疱疹の症状と共通点があります。接触皮膚炎は俗に「かぶれ」と呼ばれ、なんらかの物質が皮膚に接触し、それが刺激となってかゆみをともなう皮疹ができます。重症化すると水ぶくれができることがあるため、帯状疱疹と間違われることがあります。

チャドクガなどによる虫刺《むしさ》されも、痛みをともなう皮疹ができます。帯状疱疹を疑って医療機関を受診したらじつは虫刺されだった、というケースは少なくありません。

また、帯状疱疹は多くの場合、皮疹や水ぶくれに先行して前駆症状《ぜんくしょうじょう》があります。胸から脇にかけて前駆症状が出た場合は**肋間神経痛《ろっかんしんけいつう》**と、腰から下肢《かし》にかけて出た場合は**坐骨神経痛《ざこつしんけいつう》**と、頭部に出た場合は頭痛と、首や背中、腰に出た場合はひどい肩こりや腰痛と、それぞれ混同されがちです。

いずれも、専門的な知識がないと見分けるのは難しいといえます。すこしでも気になる点があれば、皮膚科を受診することをおすすめします。

帯状疱疹と間違われやすい病気

帯状疱疹のおもな症状は、痛みと皮膚症状（水疱《すいほう》ができる、かゆい、皮疹ができるなど）です。全身のどこにでも発症する可能性がありますので、いろいろな病気と混同されがちです。自己判断せずに、医師に相談しましょう。

病名	特徴
口唇ヘルペス 性器ヘルペス	水痘・帯状疱疹ウイルスと同じヘルペスウイルス科に属する単純ヘルペスウイルスにより発症する（→P16〜17）。
丹毒	おもに連鎖球菌という細菌が小さい傷から侵入して発症する。皮膚が隆起して赤くなり、痛みと熱感をともなう。発熱や倦怠感《けんたいかん》をともなうこともある。
接触皮膚炎	化粧品や金属、衣類、動植物、洗剤などが皮膚に接触し、それが刺激やアレルギー反応となっておこり、かゆみをともなう皮疹が出現する。
虫刺され	一部の虫刺されでは皮疹が多数出現し、かゆみのほかに痛みをともなうことがある。
肋間神経痛 坐骨神経痛	肋間神経痛は肋骨《ろっこつ》のあいだを走る神経が、坐骨神経痛は腰から足にかけて伸びている神経が、なんらかの原因でダメージを受けることでおこる。神経による痛みなので、帯状疱疹と痛みの感じ方が似ている。

Section
18
帯状疱疹の予防にはワクチンが有効 帯状疱疹後神経痛や再発のリスクも下げる

帯状疱疹は免疫力の低下によって発症します。そのため**免疫力を下げない生活を心がけることが帯状疱疹の予防《よぼう》にもつながります**。ただ、免疫力は加齢とともに下がるものであり、加齢を避けることは誰にもできません。**生活改善だけで帯状疱疹を完全に予防するのは難しい**といえます。

現在、**もっとも高い予防効果が得られるのはワクチン**です。詳細はP54～55に記載しましたが、接種《せっしゅ》を受けることで一定以上の割合で帯状疱疹、そして帯状疱疹後神経痛の発症を減らせることがあきらかになっています。

また、ワクチン接種は帯状疱疹の再発予防にも有効です。**「帯状疱疹になるのは一生に一度だけ」という話を聞いたことがある人もいるかもしれませんが、これは間違いです**。たしかに、帯状疱疹は一度発症すると水痘・帯状疱疹ウイルスに対する獲得免疫を追加で得られるため、しばらくは再発しにくくなります。けれど、追加で得た獲得免疫もいずれ弱まります。そこに疲れやストレスが重なれば、再発しても不思議ではありません。実際、帯状疱疹の再発率は6・4％というデータもあり、ここ数年は帯状疱疹を発症する方の年齢が以前に比して若年齢化しており、30代や40代で発症する方もめずらしくありません。

一方で、寿命《じゅみょう》は延伸傾向ですので、一生のうちに二度、三度とかかってしまう人の数も、今後さらに増加すると考えられます。

ワクチンを打つと獲得免疫を得られる

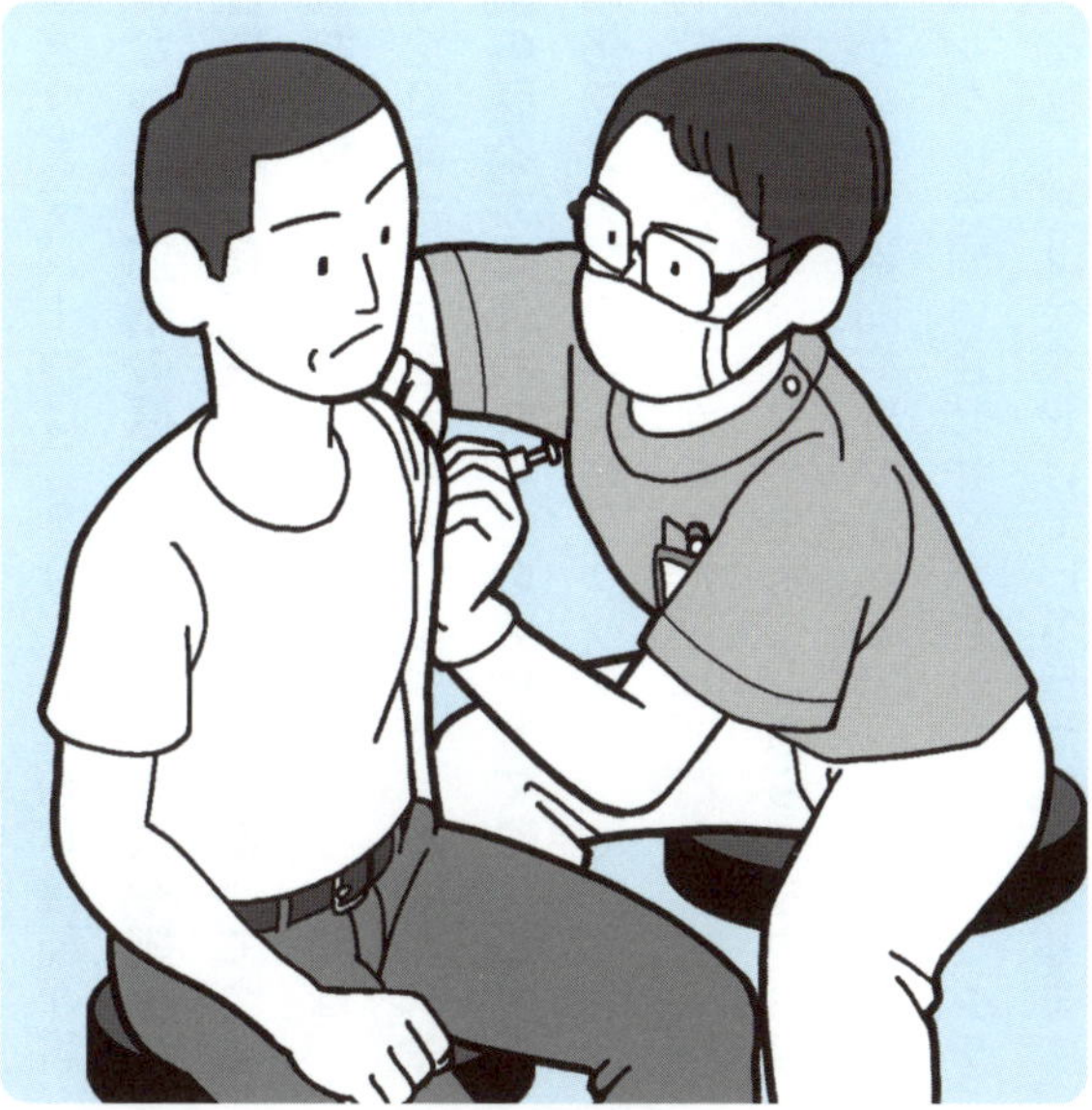

ワクチンを接種すると、水痘・帯状疱疹ウイルスへの獲得免疫ができます。

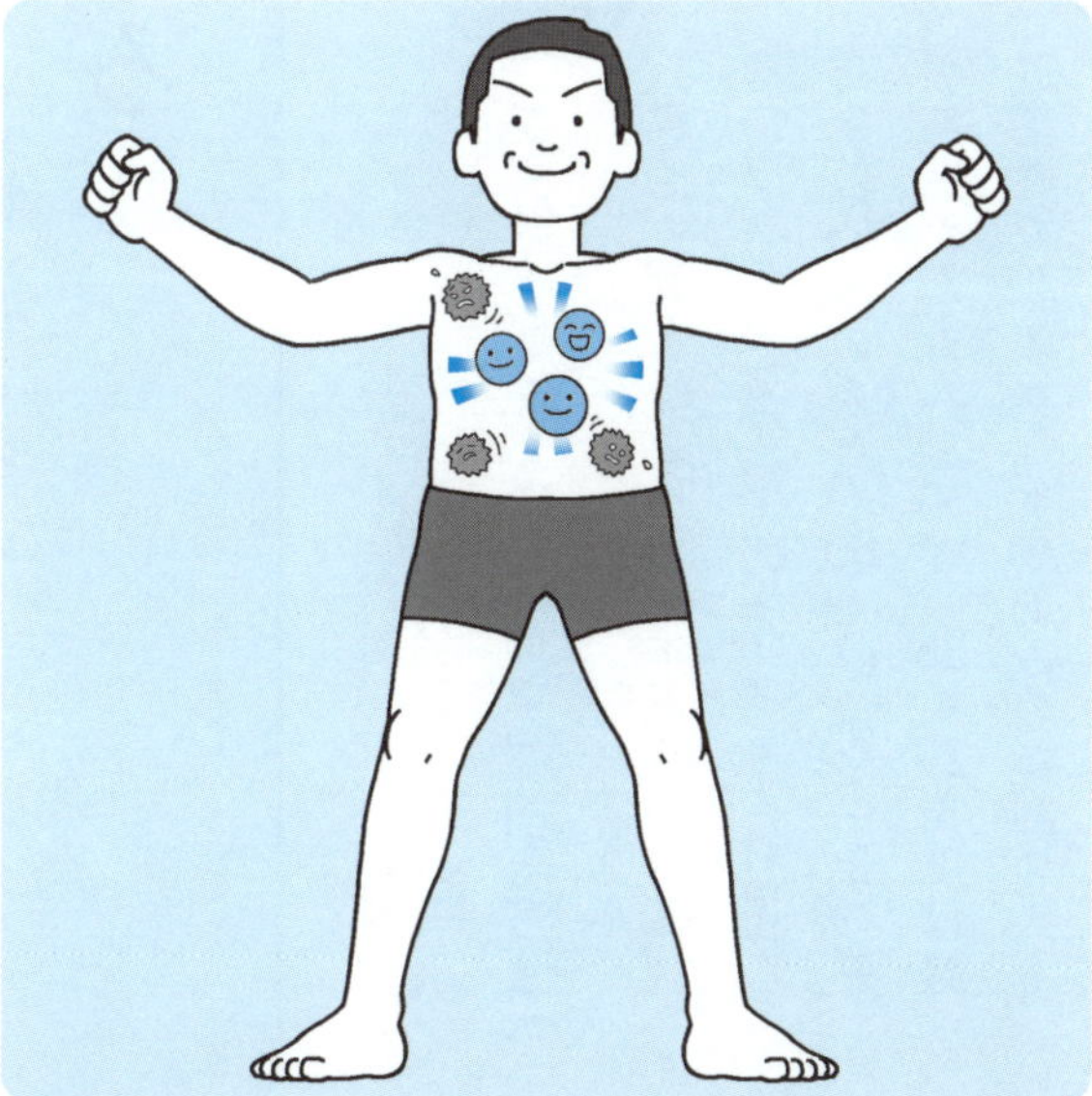

獲得免疫のおかげでウイルスが再活性化せず、帯状疱疹を発症しません。万が一、再活性化しても軽症で済みます。

Section 19

帯状疱疹ワクチンは2種類ある　それぞれの違いを知ろう

現在、日本で接種できる帯状疱疹ワクチンは2種類あります。1つは、2016年から接種が可能になった、**病気の原因となるウイルスや細菌の毒性を弱め、病原性をなくしたものを使ってつくられた生ワクチン**の「ビケン」で、もう1つは、2020年から接種が可能になった、**ウイルスや細菌の感染力を失わせたものを使ってつくられた不活化ワクチン**の「シングリックス」です。

すでに帯状疱疹にかかったけれど、ワクチンは打ったほうがいいのか、また、どちらを打つべきなのかなど、質問や疑問がある方は、お近くのクリニックにお問い合わせください。なお、ワクチンの接種に補助金を設けている自治体もあります。

Column

2025年4月から定期接種へ

厚生労働省は2025年4月から帯状疱疹ワクチンを定期接種化する方針です。対象は65歳の人と、60～64歳で一定の基礎疾患がある人ですが、25～29年度は経過措置で70歳から5歳刻みの年齢の人も含めるとのこと。この案が実現されれば、現在は一部の自治体に限られているワクチンの補助金が住居の場所に関係なく受けられるようになります。詳細は各自治体にお問い合わせください。

2つの帯状疱疹ワクチンの違い

2つのワクチンの違いを表にまとめました。それぞれに特徴があり、一概に「こちらを打つべき」とはいえません。よく考えて、医師に相談して決めてください。

	ビケン（乾燥弱毒生ワクチン）	シングリックス
接種回数	1回	2回 （48歳以上は1～2か月、50歳以上は2か月空けて、少なくとも6か月後までに接種する）
接種方法	皮下注射	筋肉内注射
効果	帯状疱疹の発症予防率は約50% 帯状疱疹後神経痛の発症予防率は約60%	帯状疱疹の発症予防率は約90% 帯状疱疹後神経痛の発症予防率は約90%
効果持続期間	5年前後	少なくとも9年間
副反応	接種後1～3週間に発熱する場合がある。また、2～3%の確率で全身に水ぼうそうのような皮疹ができる	局所反応： 注射部位の痛み約80% 全身反応： 筋肉痛40%、疲労感40%、頭痛30%、発熱20% ※いずれも3～7日でおさまる
費用	クリニックによる	クリニックによる
注意事項	化学療法やステロイドなど免疫を抑制する治療を受けている人、妊婦、HIV感染症患者、エリスロマイシンアレルギー患者は接種不可	免疫抑制の治療を受けている人も接種が可能

帯状疱疹体験談❸

寝息が患部にかかるだけで痛い
医療用麻薬で痛みが大幅に緩和

Tさん（50代・男性）

左胸部付近に赤い皮疹ができたので皮膚科を受診したら、帯状疱疹と診断されました。当初、痛みはほとんどありませんでした。しかし、水ぶくれをともなう皮疹が左首から左胸全域にひろがるにつれ、次第にピリピリと痛むようになりました。その後、1週間ほど経って水ぶくれがほぼおさまると、今度は皮膚を突き刺すような痛みが出はじめ、3週間ほどすると痛みがピークに。服と患部がこすれるとたまらなく痛く、就寝時は仕方なく上半身裸で寝ていました。けれど、自分の寝息が患部にかかるだけで痛いのです。この期間はずっと寝不足で、仕事も1か月半ほどはほとんどできませんでした。

最初に受診した病院が遠方だったため近隣の病院にうつり、痛み止めもいろいろと試してもらいましたが、なかなかよくなりません。そこで、妻が探してくれた「いしいクリニック築地」を受診することにしたのです。石井先生から、「発症してから使ってきた薬を正確に教えてほしい」といわれ、近隣の病院に電話で確認しながら薬の種類、服用の頻度、用量を正確に伝えました。それを踏まえた先生の病状および薬の説明がとてもわかりやすかったのが印象に残っています。おかげで、痛みでパニックになっていた精神状態を落ち着かせることができました。また、先生のすすめで医療用麻薬を服用したのですが、その効能は絶大で、痛みも次第に弱まりました。現在は薬の服用を中止して10日ほど経過しましたが、痛みはありません。

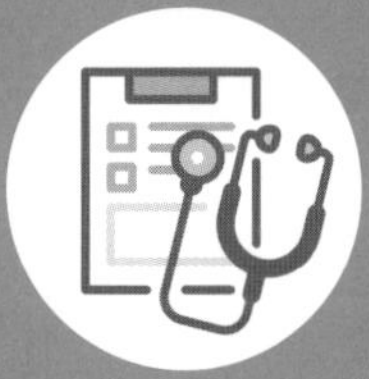

第3章

帯状疱疹の治療

第3章では、帯状疱疹の治療が
どのようにして行われているのかをみていきます。
皮疹を治すこと、痛みをとることの2つが治療の中心です。

まずは抗ウイルス薬を服用する

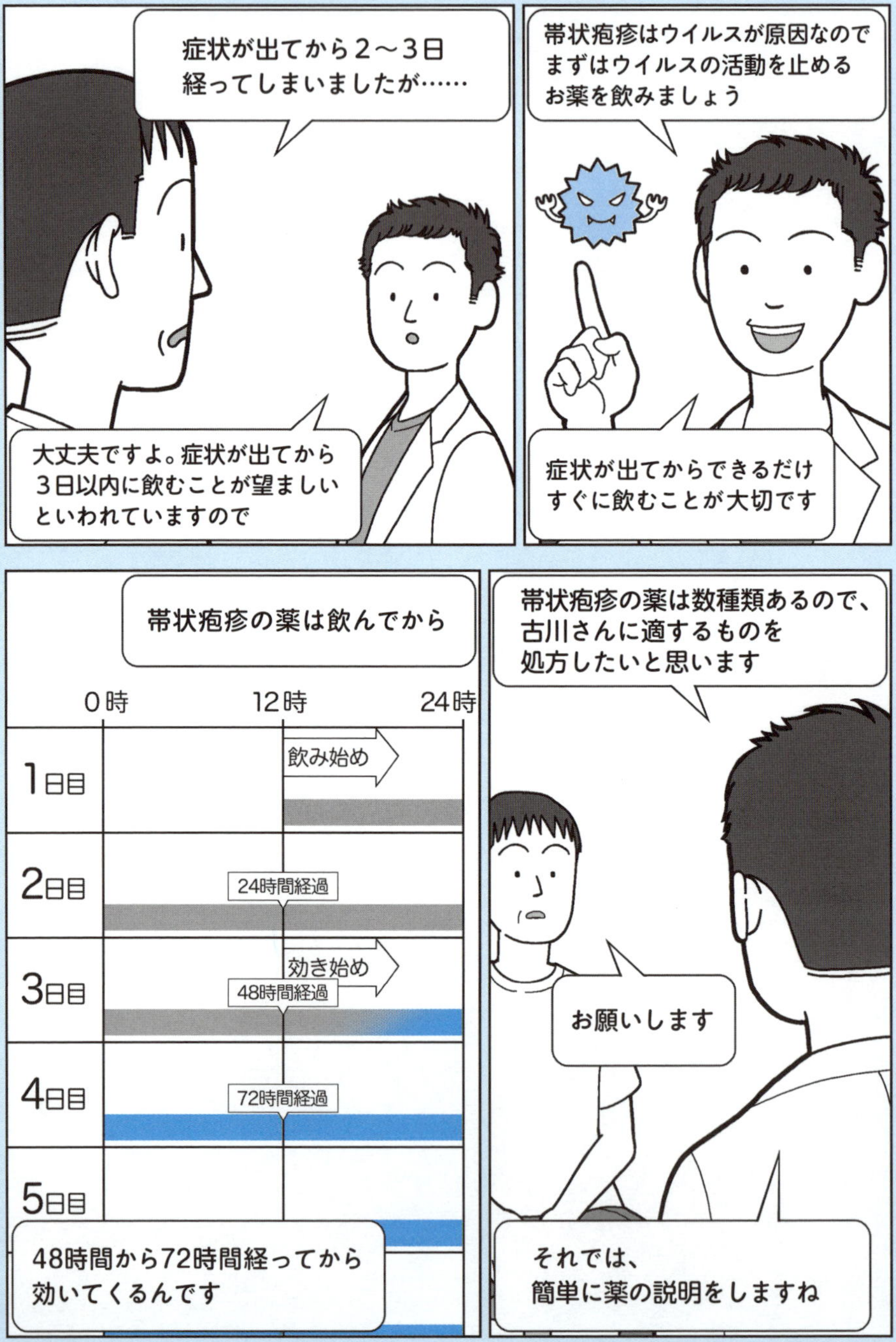

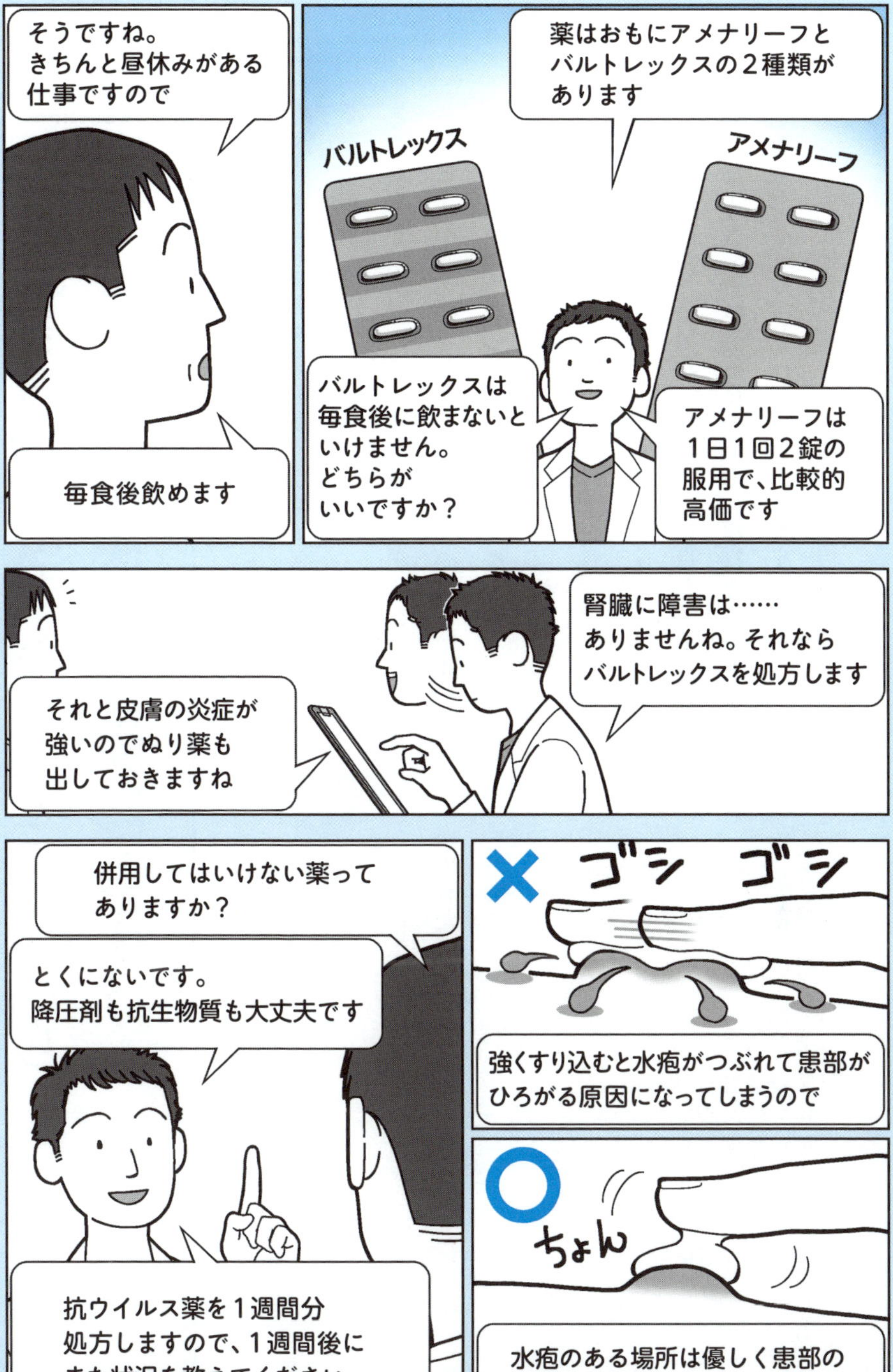
そうですね。
きちんと昼休みがある
仕事ですので
毎食後飲めます
薬はおもにアメナリーフと
バルトレックスの２種類が
あります
バルトレックス
アメナリーフ
バルトレックスは
毎食後に飲まないと
いけません。
どちらが
いいですか？
アメナリーフは
１日１回２錠の
服用で、比較的
高価です
腎臓に障害は……
ありませんね。それなら
バルトレックスを処方します
それと皮膚の炎症が
強いのでぬり薬も
出しておきますね
併用してはいけない薬って
ありますか？
とくにないです。
降圧剤も抗生物質も大丈夫です
抗ウイルス薬を１週間分
処方しますので、１週間後に
また状況を教えてください
ゴシ　ゴシ
強くすり込むと水疱がつぶれて患部が
ひろがる原因になってしまうので
ちょん
水疱のある場所は優しく患部の
上に置く感じでぬってください

Section 20

「帯状疱疹かも？」と思ったら まずは皮膚科を受診しよう

痛みがあった部位に、追って赤い皮疹《ひしん》や水ぶくれができたら、帯状疱疹《たいじょうほうしん》の可能性が高いといえます。内科でも治療を受けられますが、**皮膚科で診ることが多い疾患**です。迷ったら皮膚科を受診することをおすすめします。お住まいの近くに複数の皮膚科があるなら、ホームページをチェックして診療案内に帯状疱疹の項目がある医療機関や、ペインクリニックもある医療機関を選ぶとよいでしょう。電話で問い合わせてもいいかもしれません。

帯状疱疹の治療は早くはじめればはじめるほど経過がよく、帯状疱疹後神経痛《しんけいつう》に移行するリスクも減らせます。症状に気づいたのが土日や祝日であっても、休日診療を行っている医療機関を受診することをおすすめします。

Column

帯状疱疹と診断されたら

皮膚科を受診して帯状疱疹であると診断されたら、次の項目について医師に確認しておきましょう。

Check!

- □ どれくらいで治りますか？
- □ ほかの症例と比べて ひどいほうですか？ 軽いほうですか？
- □ 入院が 必要になりそうですか？
- □ 眼科や耳鼻咽喉科《じびいんこうか》など、ほかに受診したほうがいい診療科はありますか？
- □ ペインクリニックも受診したほうがいいですか？
- □ 次回は何日後に受診したらいいですか？

帯状疱疹の治療は皮膚科が基本

「帯状疱疹かも?」と思ったら、まずは皮膚科を受診してください。他科のクリニックや内科を訪れると皮膚科を紹介されるケースが少なくありません。皮膚科受診の後、必要に応じて他科の受診をすすめられることがあります。

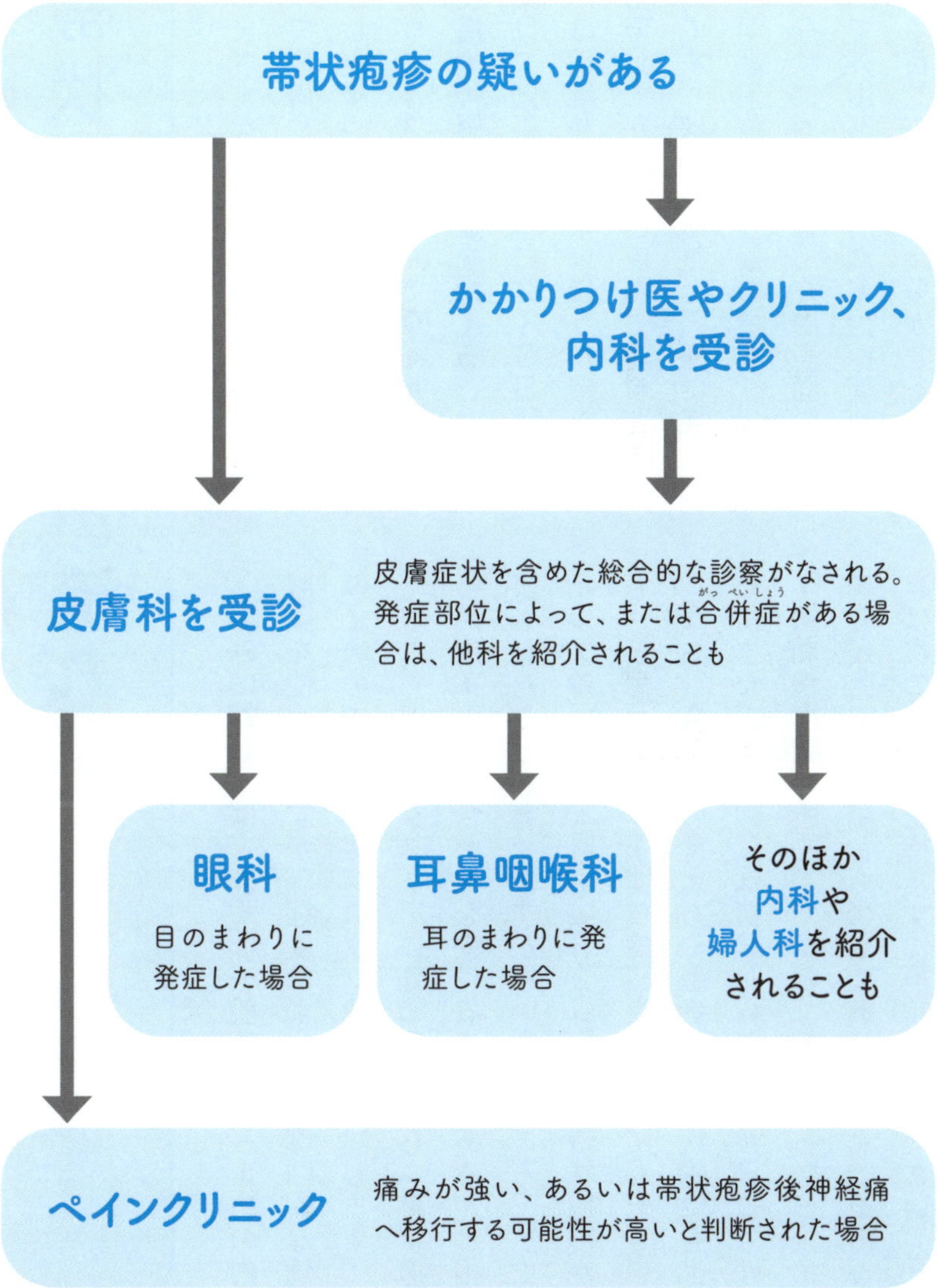

Section
21

神経の炎症と皮膚症状にアプローチ
帯状疱疹の**治療の流れ**

帯状疱疹のさまざまな症状は、水痘《すいとう》・帯状疱疹ウイルスによって皮膚や神経に炎症がおこることで出現します。したがって帯状疱疹の治療でまず重要なのは、抗ウイルス薬を飲んで**ウイルスの活動を止めて、皮膚や神経の炎症を抑える**ことです。

抗ウイルス薬は、効果の発現に2～3日程度かかるため、服用は可能な限り早いほうが望ましく、皮膚の症状が出現してから3日以内、遅くとも5日以内が理想的です。ほかの病気と同様に帯状疱疹も早期診断、早期治療が重要なのです。

一方、皮膚の症状に対しては、皮膚表面の炎症を改善する目的で外用薬や皮膚潰瘍《かいよう》治療薬が、細菌感染を予防する目的で抗菌外用薬《こうきんがいようやく》が、それぞれ処方されます。

痛みに対しては、まずは一般的な痛み止めの内服薬を使用しますが、程度によっては専門的な痛み止めの内服や神経ブロック注射を検討します。

以前、ドラッグストアに勧める方から「帯状疱疹治療薬の問い合わせを受けることがある」と相談されたことがありますが、いまのところ、抗ウイルス薬は市販されておりません。「帯状疱疹かも」と思ったら、まず皮膚科を受診してください。

なお、各医師の考え方や患者さんの状態にもよりますが、一般的には初診から次の診察日までは1週間程度空きます。ただし、初診から数日後に痛みが強くなる場合も少なくありません。そのときは次の診察日を待たずに再診してください。

治療の流れ

帯状疱疹と診断された場合、以下のような流れで治療が施されます。

皮膚科を受診

問診、視診により帯状疱疹と診断される。一部の医療機関では検査キット使用の可能性も

↓

ウイルスの活動と知《ち》覚《かく》神《しん》経《けい》の炎症を抑える

抗ウイルス薬の投与。必要に応じて内《ない》服《ふく》鎮《ちん》痛《つう》剤《ざい》をプラス

＋

皮膚症状の治療

抗菌外用薬や皮膚潰瘍治療薬の投与

↓

痛みをやわらげる

経口鎮痛薬で痛みがとれない場合は神経ブロック注射など

合併症

合併症がある場合は、併行して治療が行われる。耳鼻咽喉科や眼科、婦人科、内科など、他科を紹介されることも

治癒

およそ1か月で治癒

↓

帯状疱疹後神経痛の治療

痛みがおさまらず、帯状疱疹後神経痛と診断されたら、帯状疱疹後神経痛の治療へ移行。その場合はペインクリニックでの治療となる

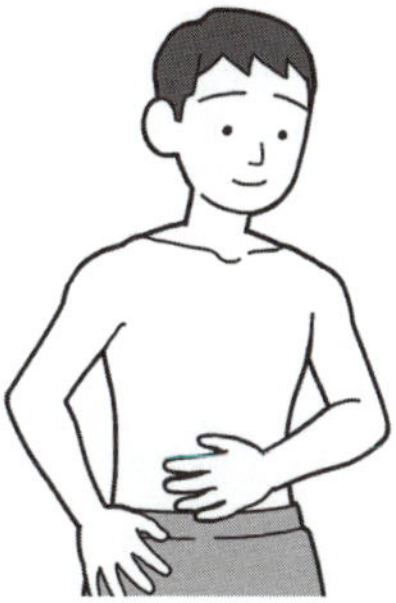

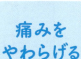

Section 22

帯状疱疹の治療の基本 抗ウイルス薬について知ろう

帯状疱疹の治療には、**バラシクロビル**や**アメナメビル**などの抗ウイルス薬が用いられます。種類によって用法・用量や価格が異なりますが、大切なのは、**できるだけ早いタイミングで7日間飲みつづける**こと。帯状疱疹の初期の段階で抗ウイルス薬を服用すれば、ウイルスの増殖や活動を抑えられるだけでなく、知覚神経の炎症を早期にしずめることができます。これにより皮疹、水ぶくれ、痛みも治りやすくなり、重症化も防げます。

また、知覚神経の炎症を早期に止められれば神経のダメージも最小限で済み、帯状疱疹後神経痛に移行するリスクを減らせます。**抗ウイルス薬による治療には、帯状疱疹後神経痛を予防《よぼう》する効果もある**のです。

Column

腎《じん》機《き》能《のう》が低下している人は要注意！

腎臓病を患《わずら》っている人、あるいは腎機能が低下している人は、帯状疱疹と診断されたらその旨を医師に伝えましょう。抗ウイルス薬には腎臓から排《はい》せつされるものもあります。そのため、腎機能が低下している人が服用するとさらに悪化するリスクがあります。また、加齢によっても腎機能は低下するため、高齢者はとくに注意が必要です。

抗ウイルス薬のはたらき

ウイルスはヒトの細胞のなかで自らをコピーして増えていきます。抗ウイルス薬には、ウイルスが増殖する一連のプロセスを阻止する効果がありますが、ウイルスを死滅させることはできません。

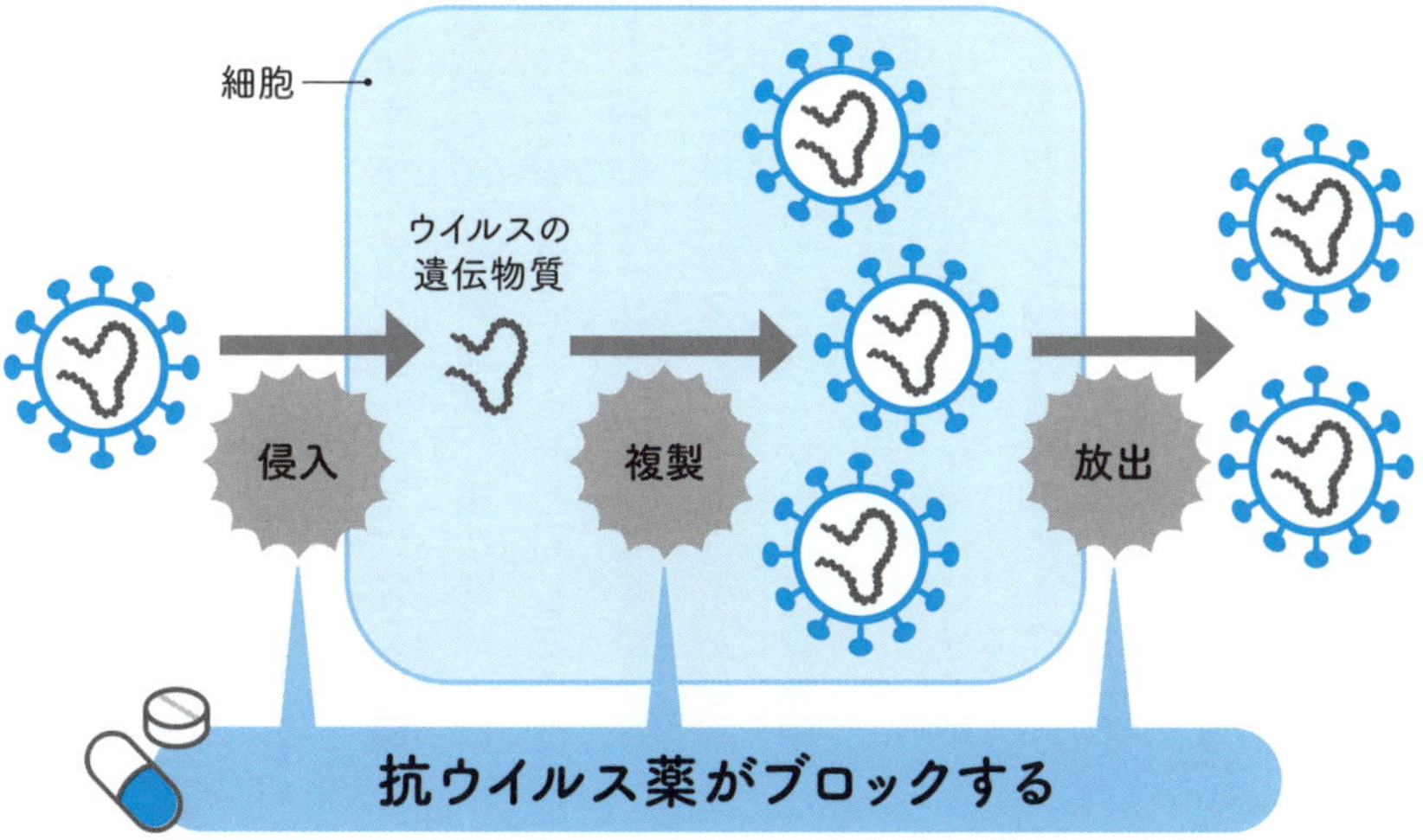

抗ウイルス薬の種類

一般名	商品名	用法・用量	価格（3割負担の場合）
バラシクロビル※	バルトレックス	1日3回／7日間	1,580円
アメナメビル	アメナリーフ	1日1回／7日間	5,440円
ファムシクロビル※	ファムビル	1日3回／7日間	2,100円

アメナメビルは腎機能が低下した人にも使えます。
※は後発薬（ジェネリック）もあり

Section 23

痛みをとれるかどうかが治療の成否を左右する

帯状疱疹の治療では、抗ウイルス薬に加えて**痛みをやわらげる薬**も用いられます。多少の痛みはあるものの、帯状疱疹を発症する前と同じ生活レベルを維持できる場合には一般的な鎮痛薬が処方されます。具体的には、非ステロイド性抗炎症薬（ＮＳＡＩＤｓ）のロキソプロフェンナトリウムやアセトアミノフェンなどです。

非ステロイド性抗炎症薬は、痛みを感じやすくさせるプロスタグランジンの生成を抑える作用があります。アセトアミノフェンは抗炎症作用はマイルドですが、脳に直接作用して痛みを抑えます。

一般的な鎮痛薬が効かない場合に検討されるのが、神経性の痛み専用の治療薬です。ペインクリニックでは、抗うつ薬や医療用の麻薬、神経ブロック注射を用いた治療が行われることもあります。

帯状疱疹の治療とは、痛みの治療であるといっても過言ではありません。痛みをとることができれば、その原因である知覚神経の炎症を抑えられて神経の回復も図れるからです。

また、知覚神経が炎症した状態がつづくと、神経は壊れてしまいます。くわしくは第５章で説明しますが、帯状疱疹後神経痛は神経が壊れたせいでおこります。つまり、痛みを持ち越さないようにすることは、帯状疱疹後神経痛の予防にもつながるのです。日本人には「痛みはがまんすべきもの」という価値観がありますが、適切な治療を受けるためにも痛いときは遠慮せず医師に伝えましょう。

薬の種類は痛みの強さによって変わる

痛みの治療に使われる薬は、患者さんの痛みの強さによって変わります。

痛みの強さ

▶発症前と変わらない生活を送れる

一般的な鎮痛薬

ロキソプロフェンナトリウム（商品名ロキソニン）
アセトアミノフェン（商品名カロナール）

▶日常生活に支障が出る

一般的な鎮痛薬よりも効きめが強い薬

神経性の痛み専用の治療薬

▶痛みが激しい

ペインクリニックが対応

抗うつ薬
医療用麻薬
神経ブロック注射

Section

24

皮膚症状は正常に戻ることが多い
二次感染と市販薬の使用には注意

帯状疱疹を発症すると、赤い皮疹や小さな水ぶくれをともなう皮疹ができることが多々あります。皮疹は血液を含んで黒っぽい色になったり膿《うみ》がたまって黄色っぽい色になったりすることがあり、きれいに治るのか不安になる人もいるでしょう。目のまわりなど顔の目立つ場所に出現したらなおさらです。ただ、皮膚症状についてはそれほど心配しなくても大丈夫な場合が多いようです。**皮疹ができてから3週間〜1か月ほどかかりますが、抗ウイルス薬を服用してぬり薬をぬっていれば、ほとんどのケースで目立たない程度に改善します。**

皮膚症状で気をつけたいのは**二次感染**《にじかんせん》です。二次感染とは、ある病気にかかって免疫力《めんえきりょく》が下がったために、別の病原体に感染してほかの病気にかかることをいいます。帯状疱疹により皮疹や水ぶくれができた皮膚はとてもデリケート。水ぶくれを無理やりつぶしたり、かきむしったりすると、そこから細菌に感染してただれて潰瘍になるほか、色素沈着《しきそちんちゃく》が生じる、傷痕が残るなどのおそれがあります。このような場合には、抗菌薬や皮膚潰瘍治療薬のぬり薬が処方されるのが一般的です。ガーゼなどで患部を保護することもあります。

なお、**市販のかゆみ止めや、皮疹・かぶれに効くぬり薬を自己判断で使わない**でください。皮膚症状をかえって悪化させる可能性があります。とくに市販の**ステロイドのぬり薬は要注意。ステロイドには免疫抑制作用《めんえきよくせいさよう》があり、治療のさまたげとなる**場合があります。

皮膚症状に対する治療

適切な治療を受ければ、時間はかかっても、皮膚症状は目立たない程度に改善することがほとんどです。

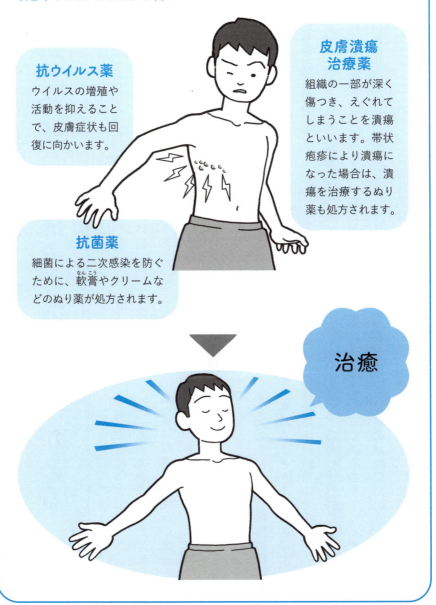

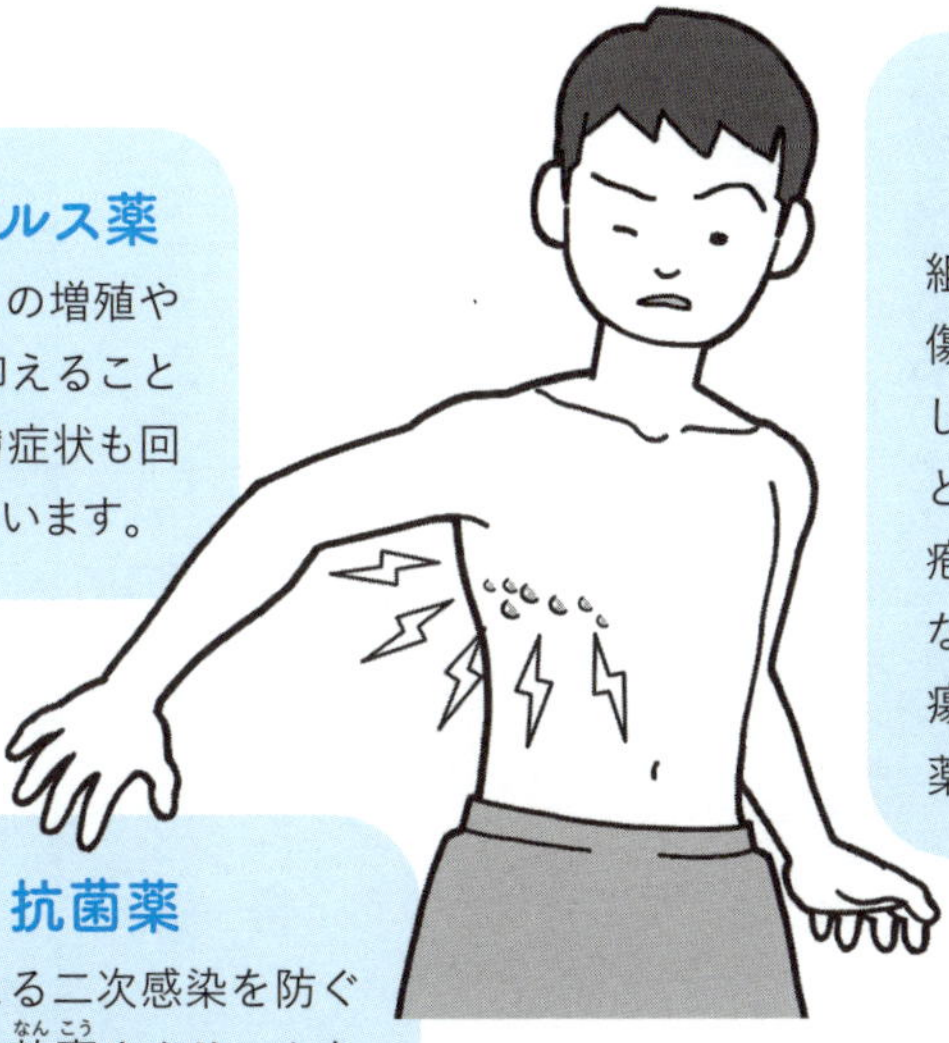

抗ウイルス薬

ウイルスの増殖や活動を抑えることで、皮膚症状も回復に向かいます。

皮膚潰瘍治療薬

組織の一部が深く傷つき、えぐれてしまうことを潰瘍といいます。帯状疱疹により潰瘍になった場合は、潰瘍を治療するぬり薬も処方されます。

抗菌薬

細菌による二次感染を防ぐために、軟膏《なんこう》やクリームなどのぬり薬が処方されます。

Section
25

帯状疱疹なのにうつ病の薬!?
抗うつ薬には痛みの改善効果がある

これまで説明してきたように、帯状疱疹の治療は抗ウイルス薬の服用がメインであり、症状に合わせて鎮痛薬や皮膚の二次感染を防ぐ薬が用いられます。そのなかには**抗うつ薬**も含まれることがあるため、処方せんを見て「自分はうつ病だったの!?」と驚く人もいれば、「痛いのは気のせいではないのに！」と憤《いきどお》る人もいます。ですが、あまり知られていませんが、じつは、**抗うつ薬には痛みをやわらげる効果がある**のです。

抗うつ薬とは、脳内の神経伝達系に作用してうつ病やうつ状態を改善させる効果をもつ薬の総称です。抗うつ薬は構造や仕組みの違いによっていくつかの種類があり、一部のものは帯状疱疹の痛みのコントロールに使われます。

ヒトのからだには、痛みを伝達するシステム（上《じょう》行性疼痛伝達系《こうせいとうつうでんたつけい》）と痛みの伝達を抑えるシステム（下行性疼痛抑制系《かこうせいとうつうよくせいけい》）があります。痛みの伝達を抑えるシステムには、セロトニンとノルアドレナリンという神経伝達物質がかかわっており、三環《さんかん》系《けい》抗うつ薬にはセロトニンとノルアドレナリンを増やす効果があります。これにより、**痛みの伝達を抑えて痛みをやわらげる**ことができるのです。

抗うつ薬は、帯状疱疹後神経痛の治療で用いられることもありますし、痛みが慢性的につづくようなほかの治療でもひろく使用されています。また、鎮痛効果は、うつ病の治療に用いられる場合よりも少ない用量で現れます。医師の指示にしたがって服用してください。

抗うつ薬の意外な効果

抗うつ薬は、うつの人のための薬ですが、「痛みをやわらげる」という意外な効果もあるのです。

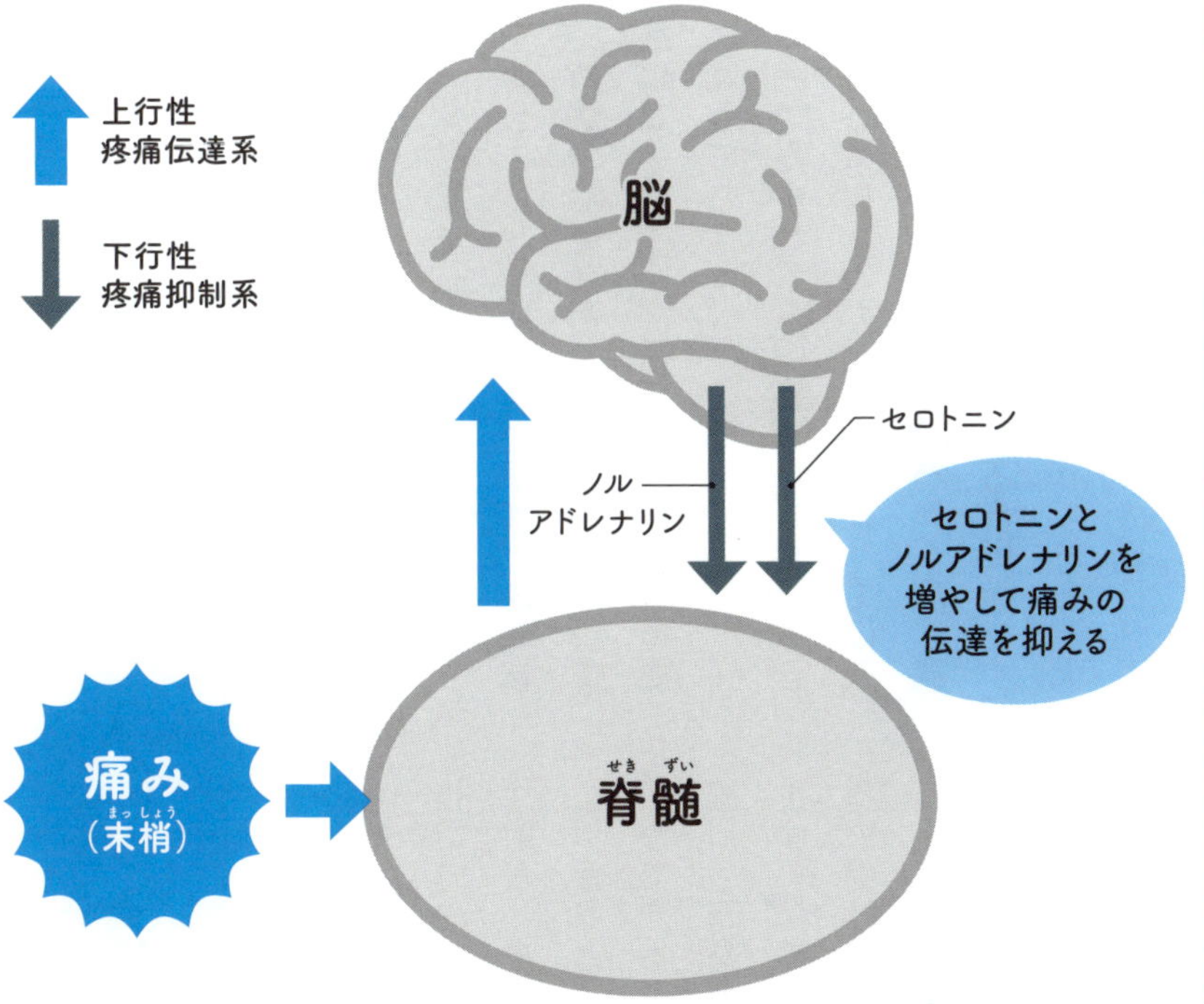

Column

抗うつ薬の副作用について

すべての薬には副作用の可能性があります。抗うつ薬も例外ではなく、服用により眠気やふらつき、口のかわきなどがおこることがあります。

これらの副作用を最小限に抑えつつ、帯状疱疹の痛みや帯状疱疹後神経痛を最大限やわらげる〝適量〟を見つけるのがペインクリニックの医師の役目であり、痛みをコントロールする医師の腕の見せどころともいえます。

Section

26

治療は通院が基本 ただし重症なら入院が必要に

帯状疱疹は通院での治療が基本ですが、**症状によっては入院が必要**です。北海道釧路市で実施された研究では、60歳以上の帯状疱疹患者のうち3・4%が入院を要しました。**高齢者や疲れ・ストレスがある人、持病《じびょう》や治療などで免疫が抑制されている人は重症になりやすく、入院治療になる可能性が高い**といえるでしょう。

症状が広範囲でみられる人、痛みが非常に激しい人、合併症をともなう人も、場合によっては入院となります。**なかでもラムゼイ・ハント症候群（→P48）は、入院を強くすすめられる合併症**です。ラムゼイ・ハント症候群のおもな症状である顔面《がんめん》神経麻痺《しんけいまひ》の治癒には、早期の治療とリハビリテーションが欠かせません。

入院中は安静と抗ウイルス薬の点滴のほか、各個人の症状に合わせた治療が行われます。痛みが強い方には専門的な鎮痛薬の使用や神経ブロック注射が、皮膚症状が著《いちじる》しい方には外用薬を中心にしっかりとした皮膚ケアが行われます。また、皮疹ができる場所、痛みを覚える場所によっては、眼科や耳鼻咽喉科を併診していただくこともあります。その他、脳神経外科《のうしんけいげか》やリハビリテーション科の受診が必要なケースもあります。

入院期間は通常1週間程度です。**点滴は飲み薬に比べて即効性があり、加えて安静が求められる**ため、「入院中はとてもひまだった」という人もいるほどです。退院後もしばらくは、医師の指示にしたがい、通院する必要があります。

入院中の治療

成人の場合、抗ウイルス薬を7日間、1日3回、1回1時間以上かけて点滴します。また、安静にしているのも治療の1つです。

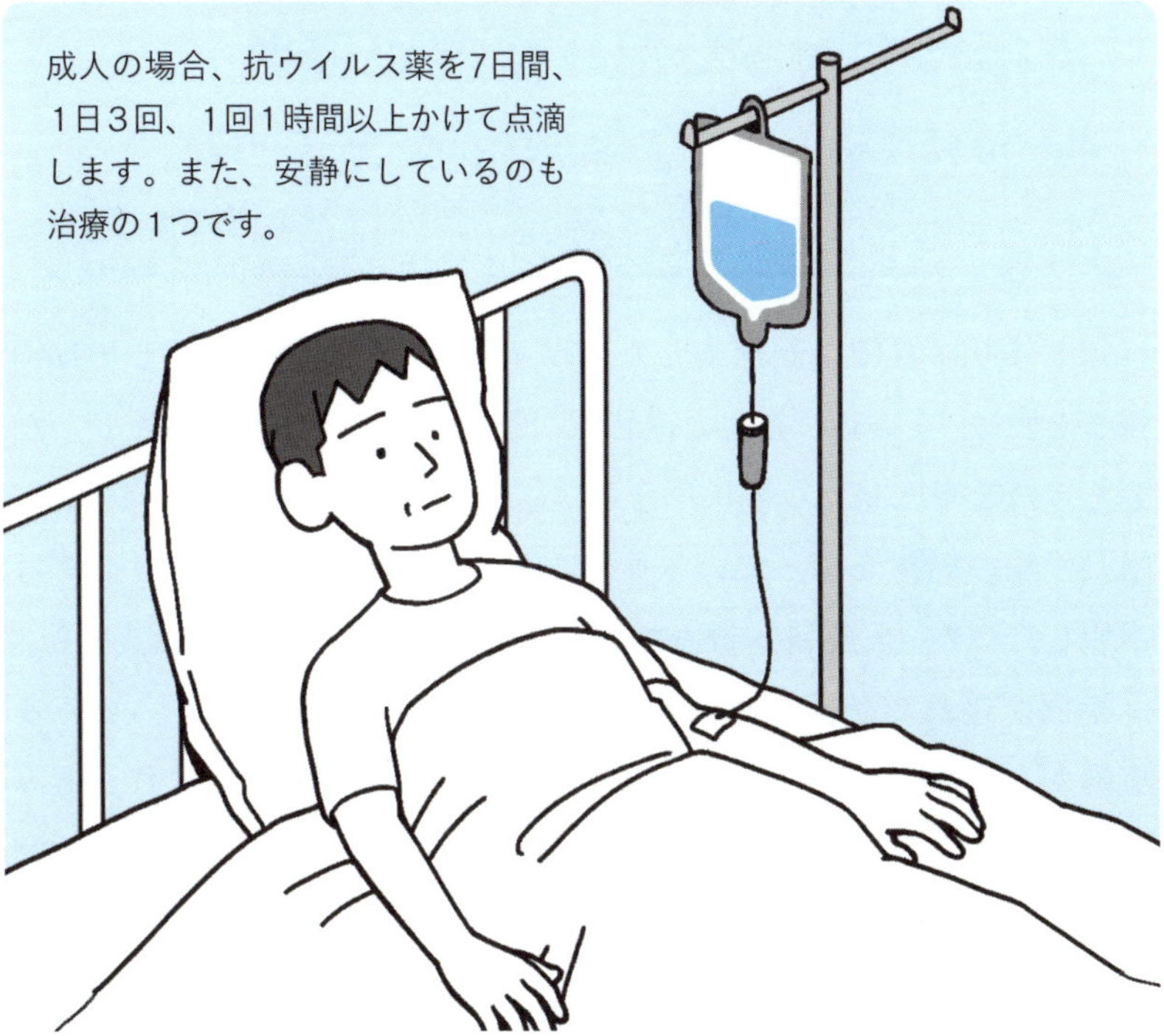

Column

入院が必要な症状

次の項目にあてはまる場合は入院になる可能性があります。

Check!

- □皮疹や痛みが広範囲に出現している
- □痛みが非常に強い
- □重い合併症がある（ラムゼイ・ハント症候群や眼合併症《がんがっぺいしょう》など）
- □がんやリンパ腫、HIV感染症などの基礎疾患《きそしっかん》がある
- □治療により免疫抑制状態にある
- □帯状疱疹後神経痛に移行するリスクが高い
- □高齢者で症状が重い

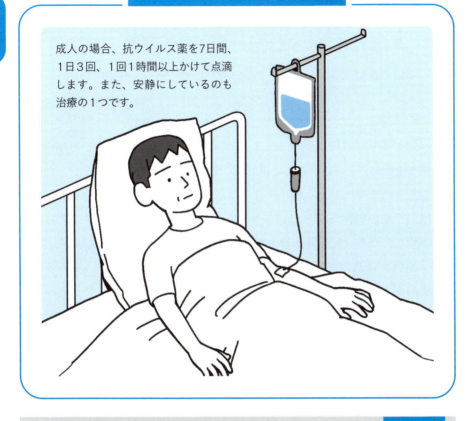

帯状疱疹体験談❹

皮疹がなかったため診療が遅れ顔面に燃えるような激痛がおこった

Mさん（50代・女性）

はじまりは右側の頭痛でした。ペインクリニックを受診してMRI検査を受け、その後、右目の違和感で眼科へ。皮疹がなかったせいか、どちらの医療機関でも帯状疱疹とは診断されませんでした。しかし、MRI検査の結果を待っているうちに右眉頭《まゆがしら》に小さな皮疹が1つだけ出現したため、皮膚科へ行ったところ、帯状疱疹と診断されました。

治療が遅れた影響なのか服薬を開始するも効果がなく、みるみる皮疹がひろがり、さらに右目が開けられないほど大きくはれ、痛みも強くなるなど急変し、大学病院に9日間入院しました。右顔面に燃えるような激痛があり、痛みからうなり声をあげるだけで会話もままならない状態で、入院中の記憶はほぼありません。また、疱疹のせいで顔の肌の状態がひどく、精神的にもショックが大きかったです。「いしいクリニック築地」を受診したのはセカンドオピニオンを得たかったからです。石井先生のすすめで星状神経節《せいじょうしんけいせつ》へのブロック注射を受けたところ、激痛から解放されました。入院中になぜこの治療が行われなかったのか、疑問に思うほどの変化でした。また先生は、直接関係のない症状や悩みなどもていねいに聞いてくださり、「大丈夫ですよ」といつも明るく声をかけてくださったので、本当に、ようやく、安心できました。半年が経過して見た目にはほとんどよくなっていますが、痛みがかゆみとなり、しびれや違和感がまだあります。少しずつでも戻ってくれたらと願っているところです。

第4章

帯状疱疹発症中の過ごし方

なにかができなくなったり、
がまんしたりしなければいけない病気ではありませんが、
痛みや皮疹を悪化させないため、
いくつか守ってほしいことを挙げました。

痛みがひどくない場合はふだんどおりに

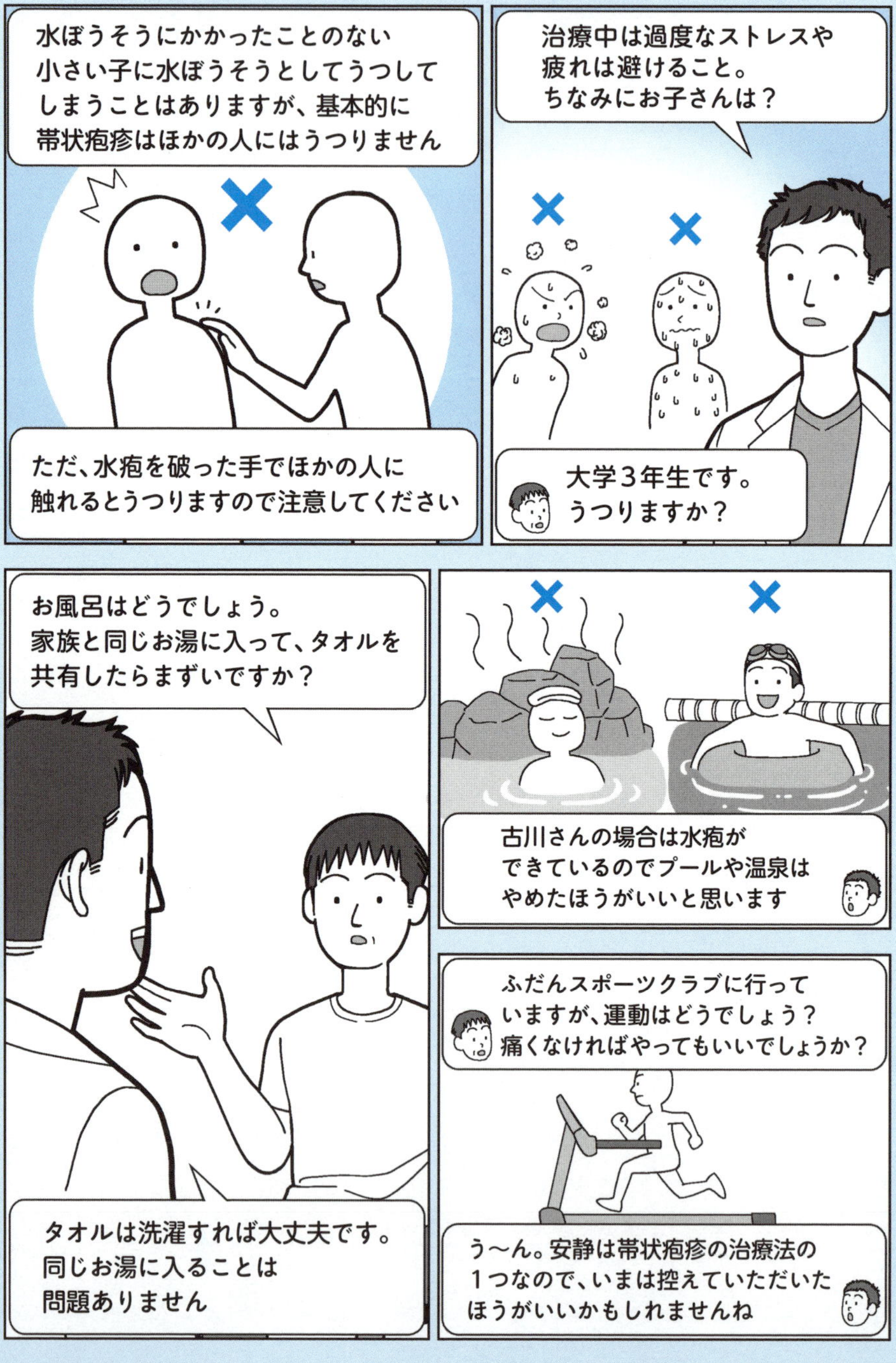
水ぼうそうにかかったことのない小さい子に水ぼうそうとしてうつしてしまうことはありますが、基本的に帯状疱疹はほかの人にはうつりません
ただ、水疱を破った手でほかの人に触れるとうつりますので注意してください
治療中は過度なストレスや疲れは避けること。ちなみにお子さんは？
大学３年生です。うつりますか？
お風呂はどうでしょう。家族と同じお湯に入って、タオルを共有したらまずいですか？
タオルは洗濯すれば大丈夫です。同じお湯に入ることは問題ありません
古川さんの場合は水疱ができているのでプールや温泉はやめたほうがいいと思います
ふだんスポーツクラブに行っていますが、運動はどうでしょう？痛くなければやってもいいでしょうか？
う～ん。安静は帯状疱疹の治療法の１つなので、いまは控えていただいたほうがいいかもしれませんね

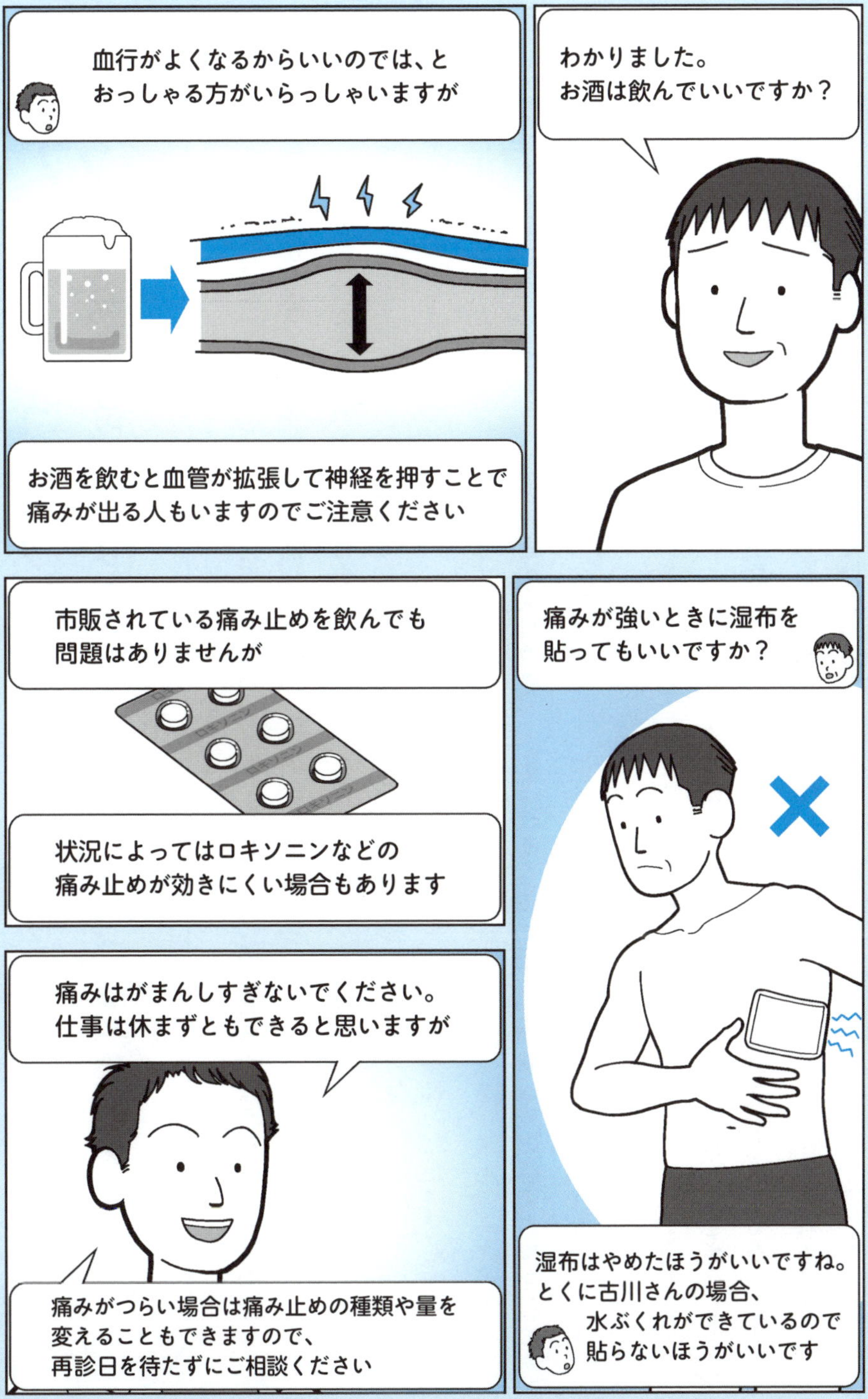
血行がよくなるからいいのでは、とおっしゃる方がいらっしゃいますが
お酒を飲むと血管が拡張して神経を押すことで痛みが出る人もいますのでご注意ください
わかりました。お酒は飲んでいいですか？
市販されている痛み止めを飲んでも問題はありませんが
状況によってはロキソニンなどの痛み止めが効きにくい場合もあります
痛みはがまんしすぎないでください。仕事は休まずともできると思いますが
痛みがつらい場合は痛み止めの種類や量を変えることもできますので、再診日を待たずにご相談ください
痛みが強いときに湿布を貼ってもいいですか？
湿布はやめたほうがいいですね。とくに古川さんの場合、水ぶくれができているので貼らないほうがいいです

Section
27
水ぼうそうは感染しやすい 帯状疱疹はうつる？ うつらない？

帯状疱疹《たいじょうほうしん》は自分のからだのなかに潜伏していた**水痘《すいとう》・帯状疱疹ウイルスが再活性化して発症**します。ほかの人にうつされたわけではありません。では、帯状疱疹をほかの人にうつしてしまうことはあるのでしょうか？

日本人の成人の約90％は水痘・帯状疱疹ウイルスをもっています。つまり、**ほとんどの人はウイルスに対する免疫《めんえき》をもっている**ということです。したがって、帯状疱疹を発症した人のウイルスがほかの人に感染し、その人が帯状疱疹を発症することはありません。

一方、**水ぼうそうにかかったことがない、または、水ぼうそうワクチンを打ったことがなく水痘・帯状疱疹ウイルスへの免疫がない人には感染します**。ただし、**この場合は水ぼうそうとして発症**します。帯状疱疹は、「帯状疱疹としてうつしてしまうことはないが、水ぼうそうとしてうつしてしまうことはある」と覚えておきましょう。

なお、ウイルスは水ぶくれのなかに潜《ひそ》んでおり、接触により感染します。せきやくしゃみでうつる水ぼうそうに比べると帯状疱疹の感染力はきわめて弱く、患部が衣服などにおおわれているのであればなおさら、人に感染させるリスクは低いといえます。そのため、必要以上に感染をおそれる必要はありませんが、祖父母が帯状疱疹を発症して孫が水ぼうそうになるというケースは実際にあります。水ぶくれが乾燥してかさぶたになるまでは、不用意な接触は避けたほうが無難です。

帯状疱疹の感染パターン

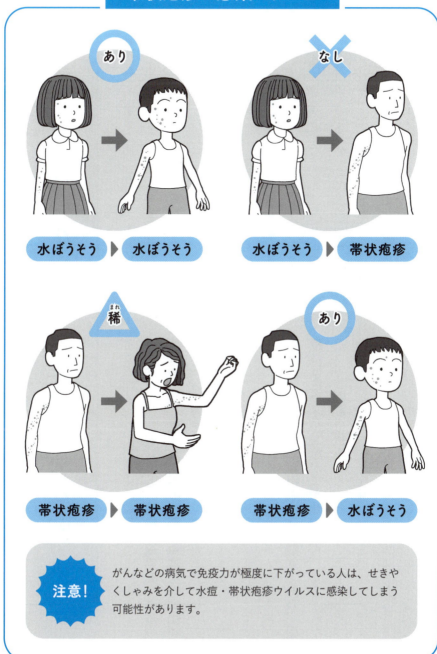

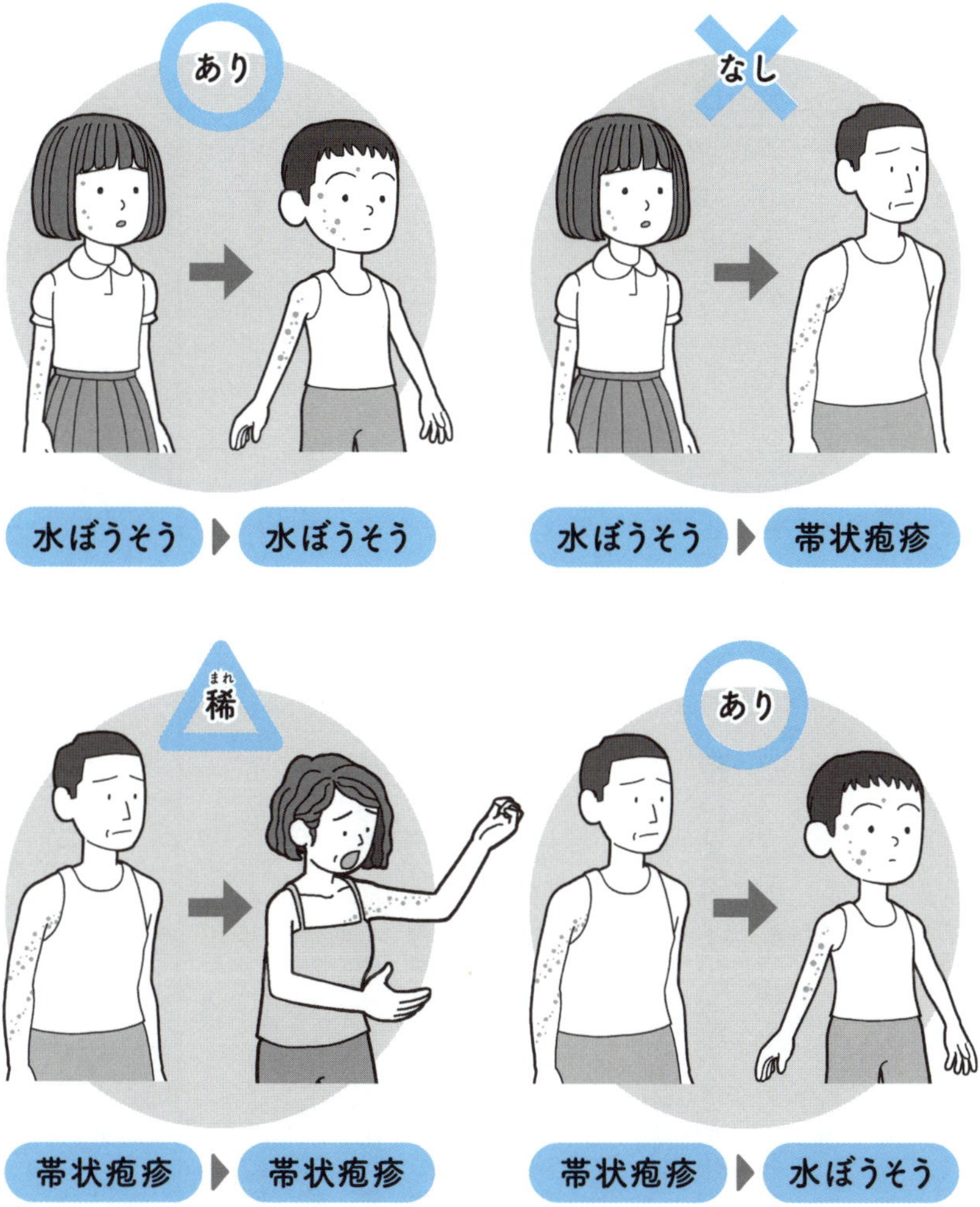

注意!

がんなどの病気で免疫力が極度に下がっている人は、せきやくしゃみを介して水痘・帯状疱疹ウイルスに感染してしまう可能性があります。

Section
28

抗ウイルス薬は治療に不可欠「効かないから」と勝手にやめない

帯状疱疹の患者さんのなかには、自己判断で薬の服用をやめてしまう人がいます。その理由でもっとも多いのが、「薬を飲んでいるのに効かないから」というものです。

一般的な鎮痛薬《ちんつうやく》は、服用して数時間後には効果を実感できます。一方、**帯状疱疹の抗ウイルス薬は効果が出るのに2～3日かかります**。その間に皮疹《ひしん》や水ぶくれが増えたり痛みが増したりすることも、珍しくありません。そのせいで「薬が効かない」と感じてしまうのでしょう。また、反対に、「症状がよくなったから」という理由で、途中でやめてしまう人もいます。ですが、目には見えなくても、抗ウイルス薬はからだのなかでウイルスの増殖・活動を止めるためにはたらいています。症状が悪くなっているように感じても、あるいはよくなってきたとしても、**途中で服用をやめるのは禁物**です。**ウイルスへの攻撃が中途半端になってしまい、治療が長引く**可能性が大きいからです。

帯状疱疹＝皮膚の病気というイメージが強いため、「ぬり薬さえぬっておけば大丈夫だろう」と抗ウイルス薬の服用をやめてしまう人もいますが、**帯状疱疹はウイルスが引きおこす病気であり、治療には抗ウイルス薬が欠かせません**。処方された抗ウイルス薬は飲みきることが大切です。

1日3回のところを2回に、あるいは、2錠を1錠にするなど、勝手に量を減らすのもNGです。薬の効果や用量に疑問を感じたら、中止する前に医師や薬剤師に相談しましょう。

服用を自己判断でやめるデメリット

抗ウイルス薬を勝手にやめると…

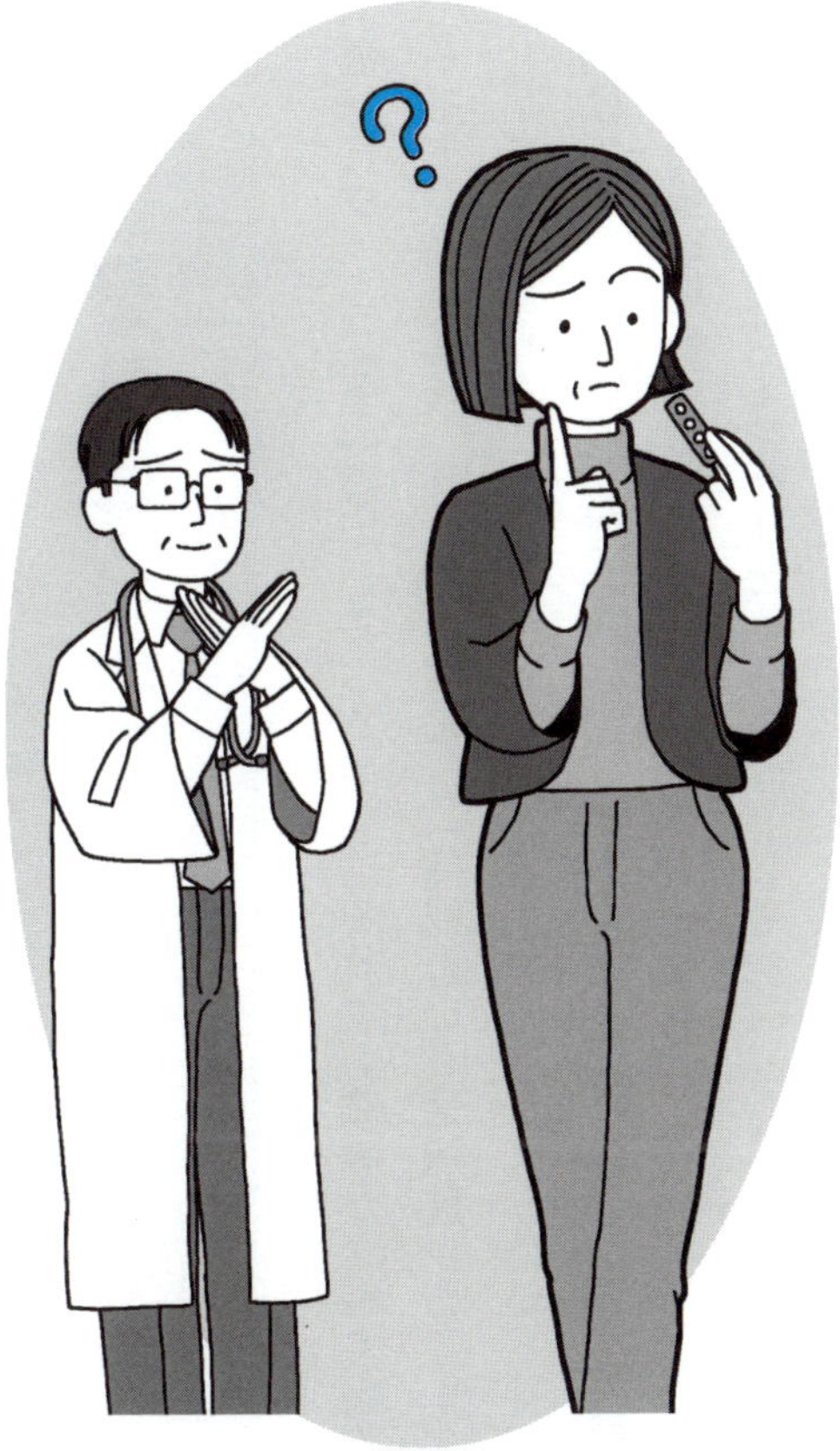

- 症状がなかなかよくならず、治療が長引く
- ウイルスの増殖・活動が抑えられず、痛みや皮膚の症状が悪化する
- 知《ち》覚《かく》神《しん》経《けい》のダメージが大きくなり、帯《たい》状《じょう》疱《ほう》疹《しん》後《ご》神《しん》経《けい》痛《つう》に移行してしまう
- 薬が効いているのかどうかの判断が難しくなる
- 医師との信頼関係が構築しづらくなる

**抗ウイルス薬は
自己判断で中断しないで！**

Section
29

治療しても痛みがとれないなら**ペインクリニックを受診**しよう

帯状疱疹の治療は抗ウイルス薬の服用が基本で、痛みに合わせて一般的な鎮痛薬に、神経性の痛み専用の治療薬などがプラスされることがあります。**こうした治療を受けて2週間が経過しても痛みがとれない場合や痛みが強い場合、あるいは途中で痛み方が変わった場合には、ペインクリニックの受診を検討しましょう。**

ペインクリニックは「痛みの診断と治療」を専門とする診療科です。痛みのコントロールがうまくいっていない場合は「症状と薬の種類が合っていない」「内服している薬の用量が適当でない」「内服薬が無効なタイプの痛み」などの理由が考えられますが、ペインクリニックではこれらを問診から判断し、痛みに対する適切な治療法を提案します。

それでも**痛みがつづくようなら、神経ブロック注射という選択肢**があります。神経ブロック注射は、痛みをおこしている神経の周辺に薬を行きわたらせることで、痛みを緩和《かんわ》・解消します（P106～107）。

帯状疱疹発症中に神経ブロック注射を行うことで、帯状疱疹後神経痛を発症する確率が低くなるという報告もあります。

なお、神経ブロック注射を安全、かつ効果的に行うには、設備はもちろん、特別な知識と技術が必要です。そのため治療を提供している施設は限られています。受診を考えている場合は、帯状疱疹の痛みの治療も行っているかなど、前もって問い合わせてみるといいかもしれません。

神経ブロック注射

特殊な注射針で、痛みをおこしている神経のまわりに薬を送り届けます。痛みだけでなく、かゆみにも効果があります。

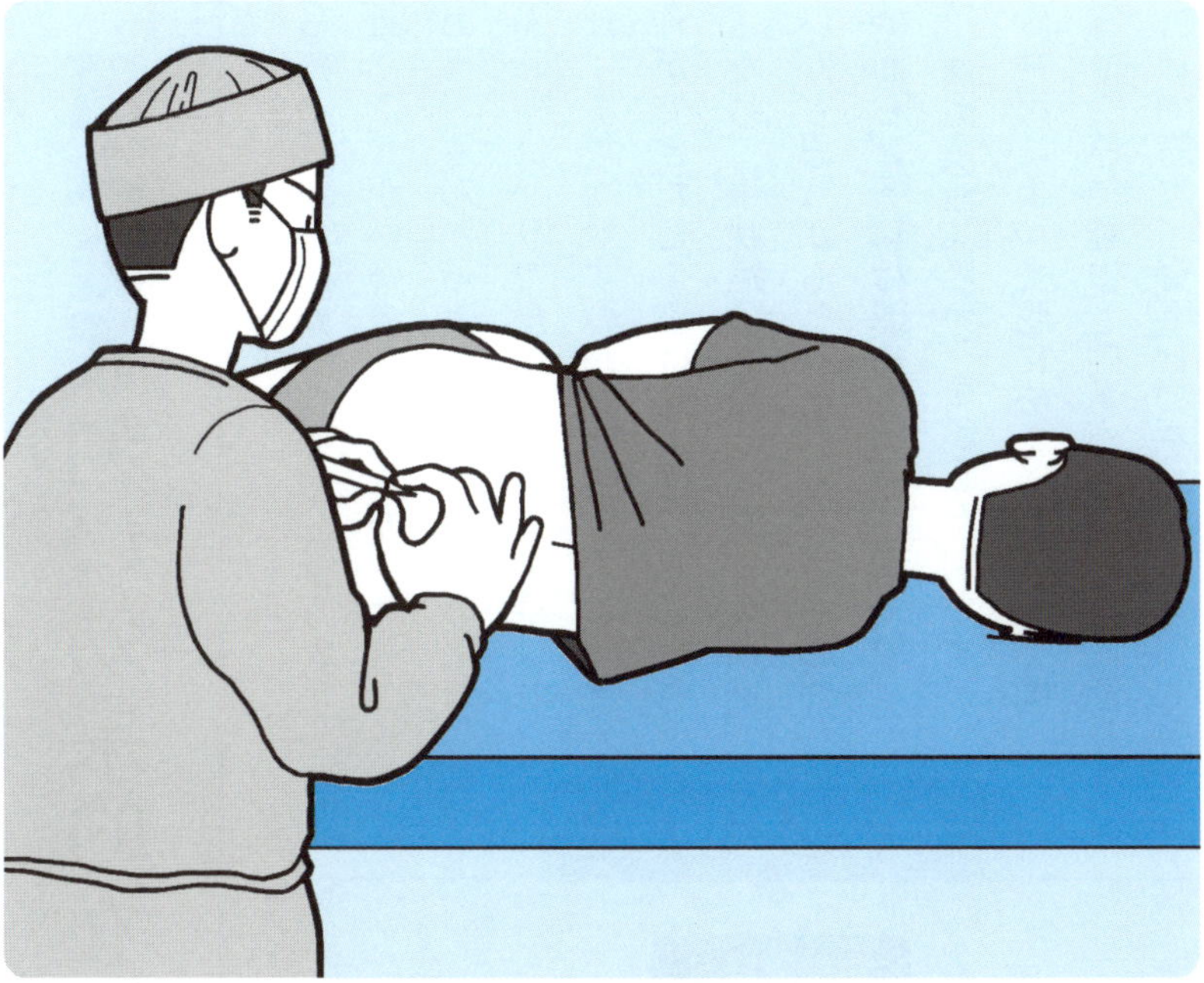

Column

ペインクリニックの探し方

ペインクリニックは、「日本ペインクリニック学会」のホームページの「専門医一覧」から探せます。ただし、帯状疱疹への対応は医師や医療機関によって異なるため、帯状疱疹の痛みを診療してもらえるかどうかは、事前に確認するといいでしょう。また、皮膚科の担当医に相談して紹介状を書いてもらうことをおすすめします。紹介状には経過や症状が書かれているので、その後の治療に役立ちます。

Section 30

冷やす？ 温める？ 痛みの緩和に効果的なのは？

「帯状疱疹は冷やしたほうがいいのでしょうか？ それとも温めたほうがいいのでしょうか？」

帯状疱疹の患者さんからよくされる質問の1つです。けがをしたばかりで痛みがあるときやはれているときは、まず冷やすのが一般的ですし、皮疹や水ぶくれができたところは熱っぽく感じられることもあるため、帯状疱疹も冷やしたほうがいいのではないかと思うかもしれません。でもじつは、**痛みをやわらげるには温めるのが正解**です。

下の図は「痛みの悪循環《あくじゅんかん》」を示した図です。

痛みは、知覚神経によって脳に伝えられます。同時に運動神経や交感神経にも刺激が伝わり、血管が収縮することで筋肉が緊張し、その結果として血行が悪くなります。すると、痛い部分に酸素が

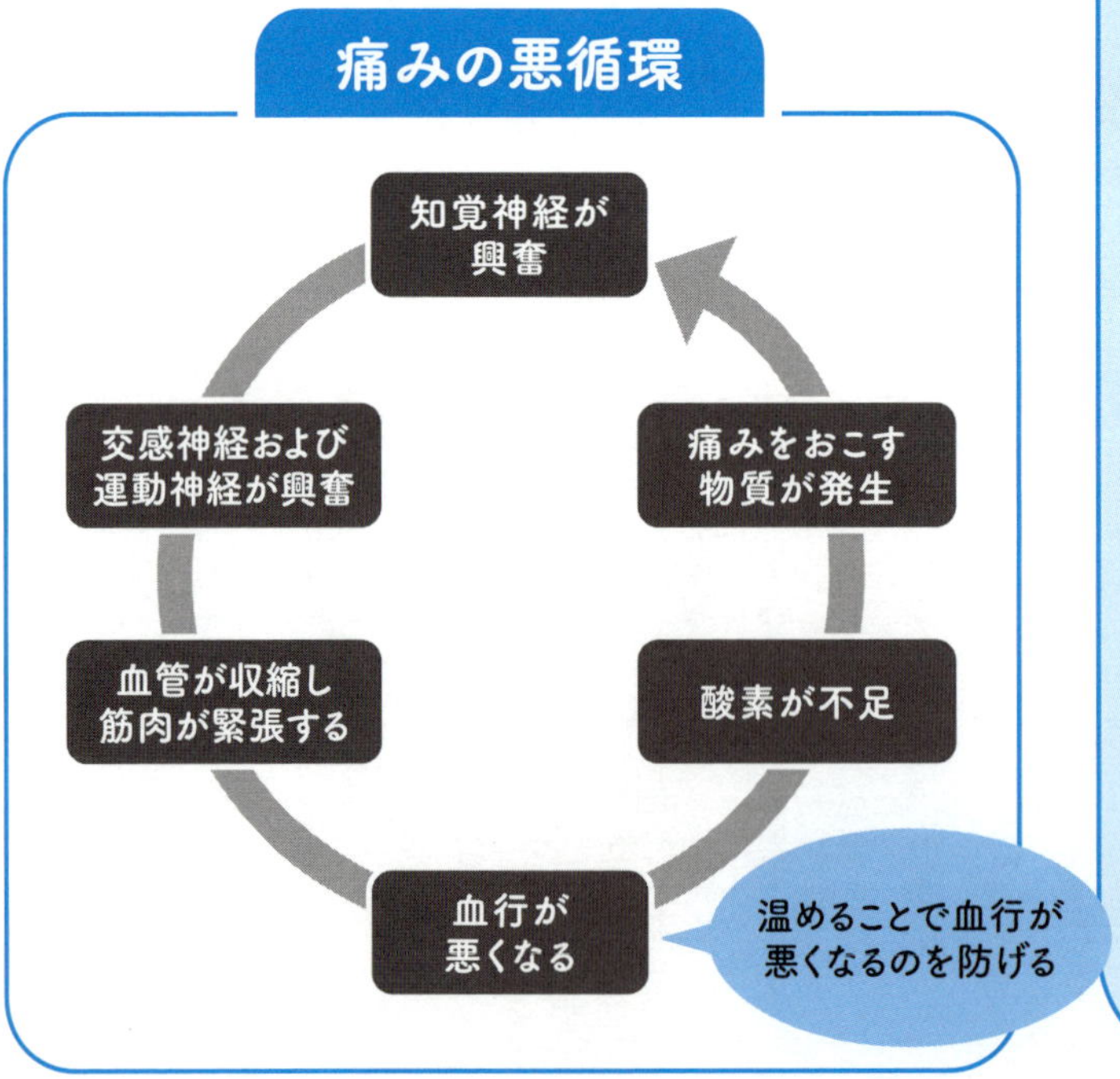

行き届かなくなって回復が遅くなり、痛みをおこす物質が新たにつくられます。こうして痛みが痛みを呼ぶサイクルが完成してしまうのです。

痛みの悪循環を断ち切る方法の1つが、患部や全身を温めて血行をよくすることです。血行がよくなると、抗ウイルス薬や鎮痛薬の成分が患部に届きやすくなって効きめが現れやすいというメリットもあります。患部が熱っぽいときに一時的に冷やす程度ならかまいませんが、基本的には帯状疱疹は温めるのが正解で、冷やすと痛みが悪化するおそれがあることを覚えておきましょう。

温める方法としては入浴が有効です。ただ、水ぶくれができている状態や、水ぶくれが破れてかさぶたになりかけているときはシャワーを推奨します。**湯船につかると二次感染《にじかんせん》（ここではほかの感染症を続発すること）のリスクがある**からです。

水ぶくれが完全にかさぶたになったら湯船につかって問題ありません。湯たんぽやカイロ、蒸しタオルなどで温めるのもいいでしょう。

水ぶくれがあるときはシャワーで

患部を清潔にすることは大事ですがゴシゴシ洗う必要はありません。シャワーの水圧で洗い流すようにしましょう。またシャワーの後にタオルで患部をふく際も患部をこすらず、やさしくふくことを心がけましょう。念のためタオルの共用は避けますが、洗濯してしまえばほかの人が使用しても問題ありません。

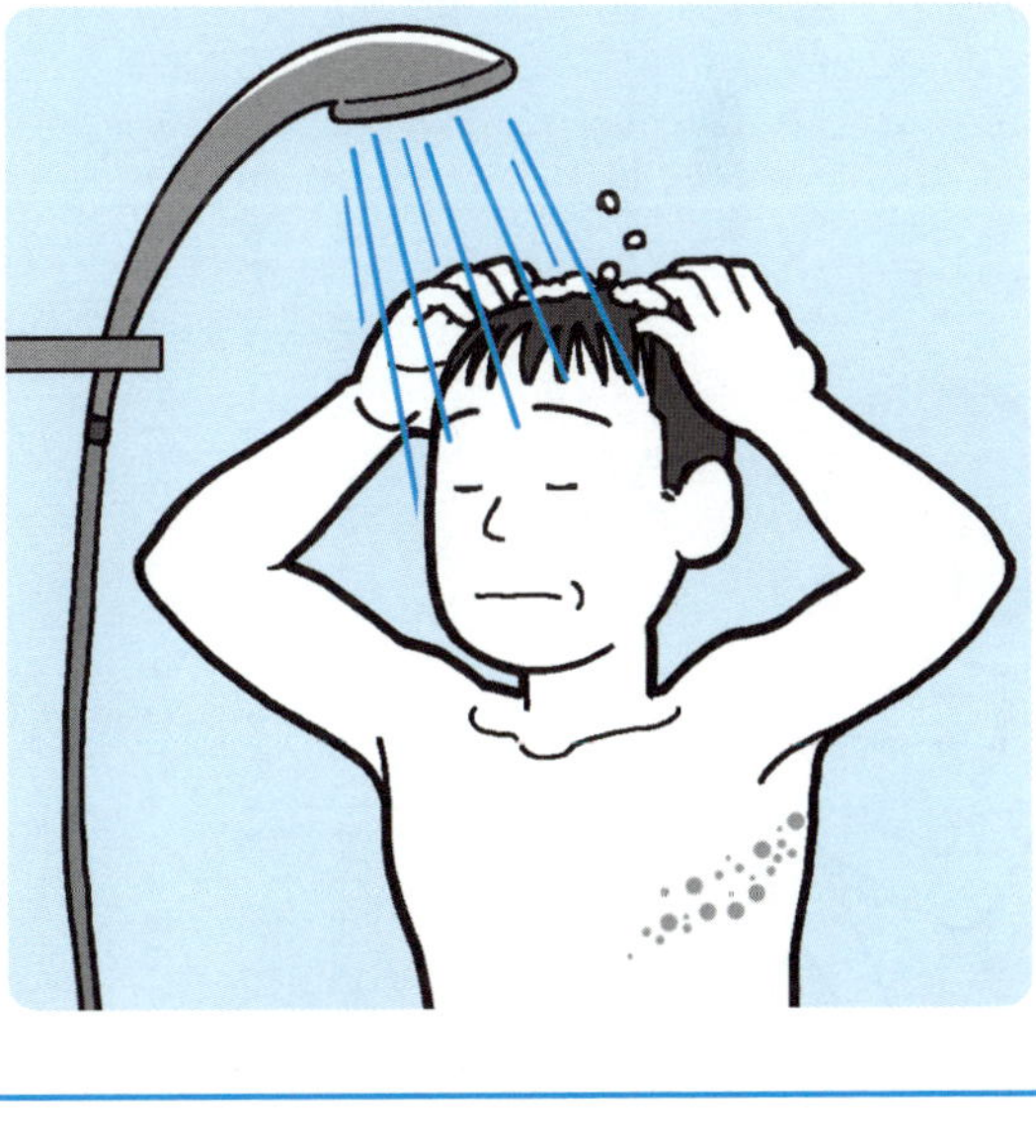

Section
31

帯状疱疹の治療中に気をつけたいポイント

帯状疱疹を発症したということは、免疫力《めんえきりょく》が下がっているということです。したがって**治療中は安静が基本**となります。軽症なら学校で授業を受けたり、会社でデスクワークをしたりする程度であれば問題ありませんが、からだへの負荷が大きい業務や激しい運動は控えましょう。

また、帯状疱疹の感染力は水ぼうそうに比べるとそれほど強くないものの、人にうつしてしまう可能性はゼロではありません。**水ぼうそうに一度も感染したことがない人や、水ぼうそうワクチンを接種《せっしゅ》していない乳幼児への接触はできるだけ控えましょう。**

このほか、帯状疱疹の治療中に気をつけたいポイントをまとめましたので参考にしてください。

水ぶくれはつぶさない

水ぶくれを自分でつぶすのはNGです。無理につぶすと二次感染のリスクが上がるうえに、回復も遅くなってしまいます。薬をぬるとき以外はできるだけさわらないようにしましょう。どうしても気になるときや、膿《うみ》がたまってしまったときは、**医師に処置**してもらってください。かさぶたも自然にはがれ落ちるのを待ちましょう。

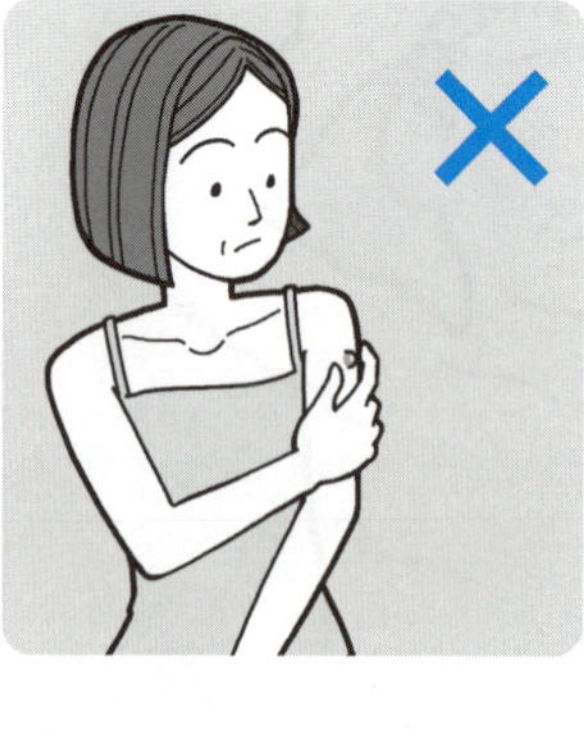

患部を圧迫する服装はやめる

皮疹や水ぶくれができた肌はとてもデリケートです。発症中に患部を刺激してしまい皮膚がダメージを受けると、かさぶたがはがれ落ちたあとも色素《しきそ》沈着《ちんちゃく》したり、傷痕が残ったりするおそれがあります。皮膚の症状がひどい場合は患部にガーゼをあてて保護しましょう。ただし、夏場はあせもができやすいので注意が必要です。

下着や服は通気性がよく肌ざわりのよいものを選び、ゴムやワイヤー、ベルトなどで患部をしめつけるデザインは避けます。なお、ぬり薬や水ぶくれから出た浸出液《しんしゅつえき》が下着や衣服に付着することがありますが、洗濯すれば問題ありません。

肩や背中に症状があるときは、リュックやバッグの持ち手などで患部を圧迫しないようにしてください。ほかのバッグに替えるのが難しいときは、ガーゼをあてて保護するとよいでしょう。

コンタクトの使用は医師に確認を

頭頂部《とうちょうぶ》、額《ひたい》、目、鼻柱に帯状疱疹ができる「眼部《がんぶ》帯状疱疹」は、角膜炎《かくまくえん》、ブドウ膜炎《まくえん》、結膜《けつまく》炎《えん》などの眼合併症《がんがっぺいしょう》をともなうこともあります。ふだんコンタクトレンズを装着している人は、発症中も装着して問題がないか医師に確認しましょう。原則として、目に炎症や痛みがある場合はめがねの使用が推奨されます。

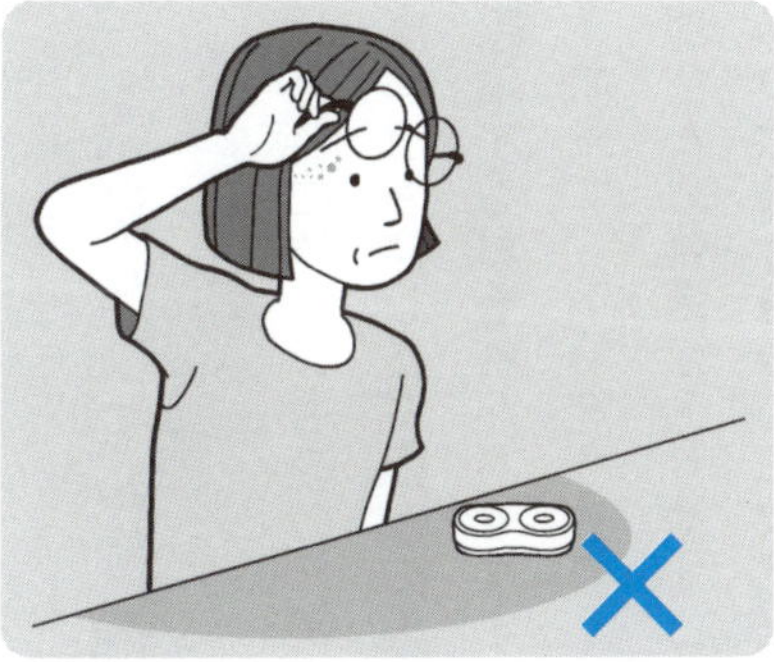

なお、眼部帯状疱疹を発症した場合、抗ウイルス薬や鎮痛薬にプラスして点眼《てんがん》薬《やく》を処方されることもあります。点眼薬が処方されたら、市販の目薬の使用は中止してください。

ひげそりや脱毛は回復後に

身だしなみを整えるために、ひげそりやムダ毛の処理、脱毛を行っている人も多いと思いますが、帯状疱疹の症状がある部位は避けましょう。

私たちの皮膚の表面にはさまざまな種類の常在菌が生息していて、肌のバリア機能を支えています。しかし、**ひげそりやムダ毛の処理、脱毛などを行うと、常在菌のバランスが崩れて肌のバリア機能が低下**します。すると、毛穴のなかで菌が繁殖して炎症をおこす「毛嚢炎《もうのうえん》」となることがあります。毛嚢炎になると二次感染のリスクも高くなるため、皮膚が正常に戻るまでは、**ひげそりやムダ毛の処理、脱毛は中止**するのが正解です。

皮膚の表皮が欠損する「びらん」がなければ、刺激が少ない化粧品や日焼け止めに限り使っても問題ないでしょう。ただし、心配なら医師に相談してください。

温泉やプールは控える

可能性は低いものの、帯状疱疹の患者さんの水疱部位を介して、**ほかの人が帯状疱疹ウイルスに感染するおそれ**があります。

加えて、不特定多数の人が利用する水場は水疱部位から雑菌が入りやすいといえます。**ほかの人への感染と自分の二次感染、どちらも防ぐ**ための行動を心がけてください。

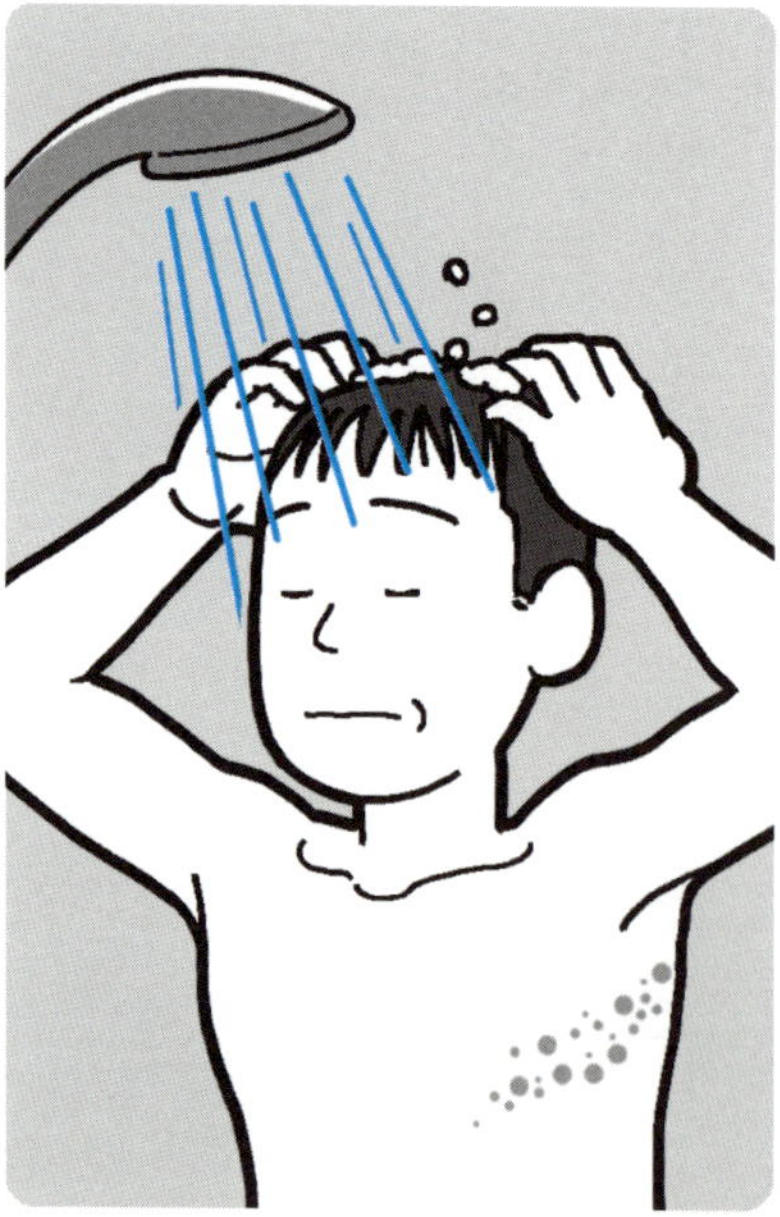

食事はバランスよく、飲酒はほどほどに

帯状疱疹になったとしても、食事制限はとくにありません。通常どおり、栄養バランスのいい食事を心がけましょう。また、ラムゼイ・ハント症候群（↓P48〜49）という特殊なタイプの帯状疱疹にならない限り、味覚障害をおこすこともありません。

アルコールに関しては、摂取すると血管が拡張して神経を圧迫し、痛みを増長することがあります。また、アルコールは免疫にも悪影響をおよぼすといわれており、飲みすぎると症状が悪化するおそれがあります。

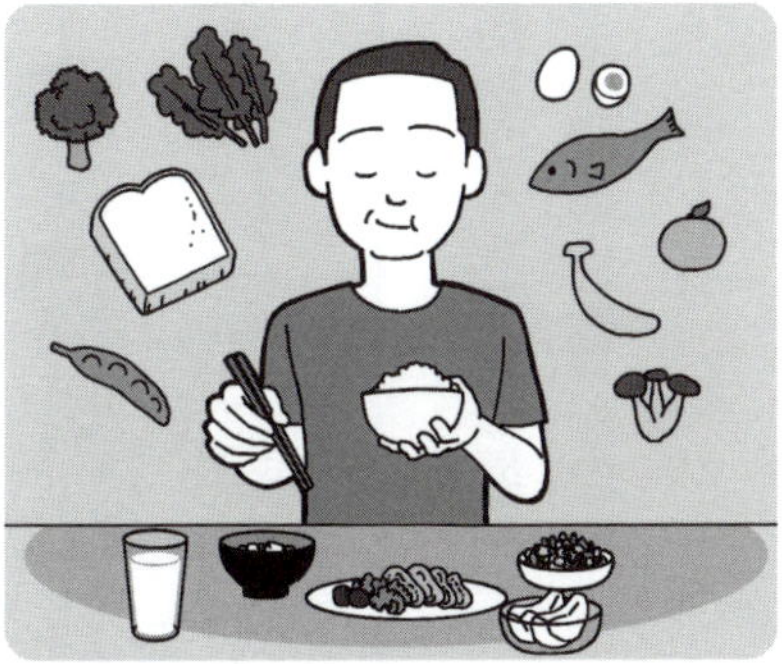

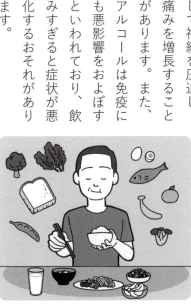

薬を飲み忘れたら医師に確認を！

帯状疱疹の代表的な治療薬にアメナリーフやバルトレックスがありますが、アメナリーフは1日1回2錠を食後に飲む必要があります。一方でバルトレックスは食事の影響を受けにくい薬として知られており、1日3回トータル6錠を飲む薬剤です。処方された薬は用法・用量をしっかり守って服用することが、回復への近道といえます。

「薬を指定されたタイミングで飲めなかった」「飲み忘れてしまった」などの理由で数回分をまとめて飲むのは禁物です。思わぬ副作用が出るおそれがあります。**処方せんの指示どおりに服用できなかったときは自己判断せず、薬剤師や医師に対処法を確認してください。**

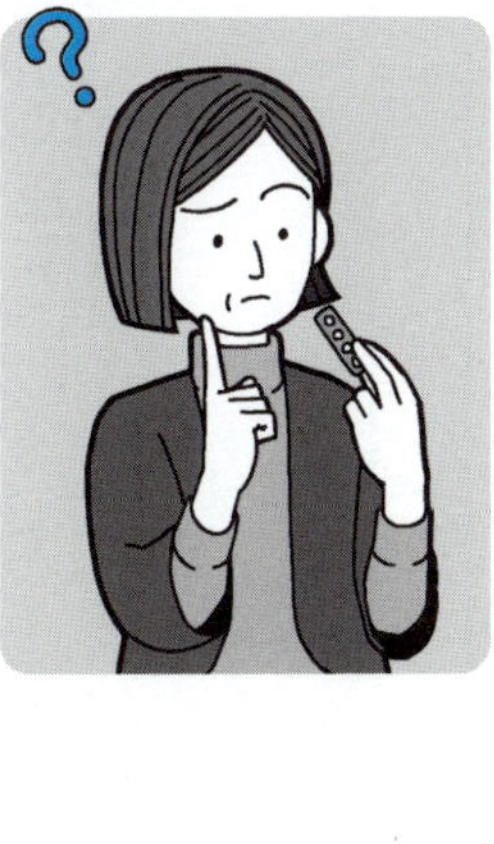

Section 32

妊娠中・授乳中に帯状疱疹を発症！子どもに影響はある？

妊娠中に水痘・帯状疱疹ウイルスに初感染して水ぼうそうを発症すると、胎児に影響が出る可能性があることは広く知られています。そのため、妊娠中に帯状疱疹を発症したらどうすればいいのか、不安に思う人もいるかもしれません。

妊娠中に帯状疱疹を発症した際に注意したいのは薬の服用です。**抗ウイルス薬は使えますが、ほかの薬については使用に制限がある可能性もある**ので産科、皮膚科、両方の医師に相談しましょう。

じつは、**妊娠中に帯状疱疹を発症しても胎児に影響はありません。**帯状疱疹では水痘・帯状疱疹ウイルスは神経を伝って広がるため、胎児には感染しないからです。ただし、全身に帯状疱疹が出る汎《はん》発《はっ》性《せい》帯状疱疹は例外です。神経だけでなく血

子どもへの影響

授乳中に 帯状疱疹を発症

妊娠中に 帯状疱疹を発症

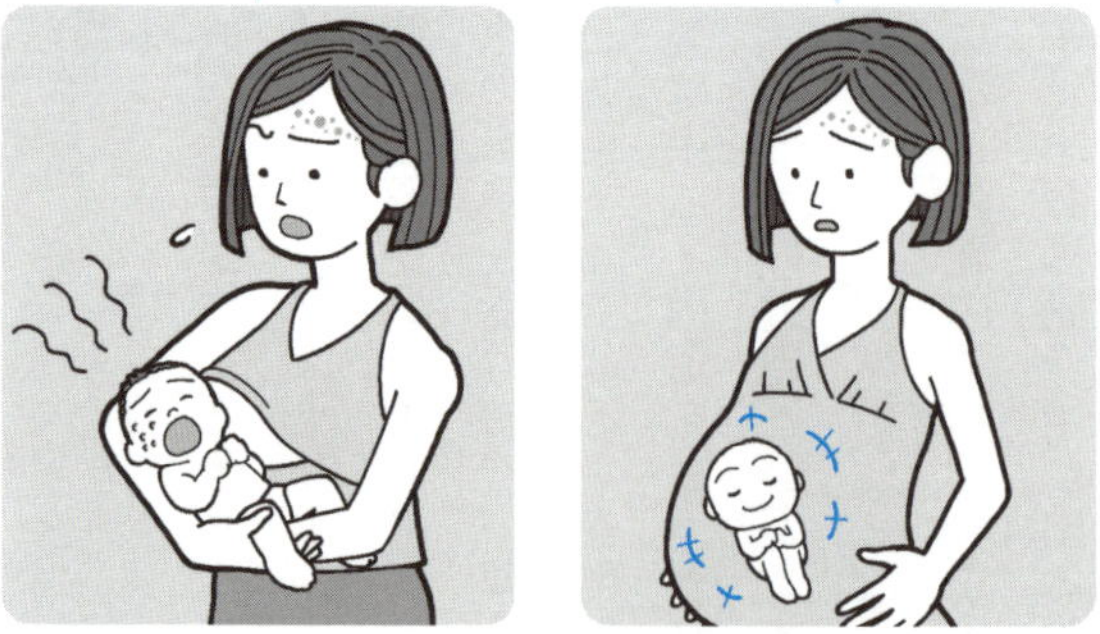

子どもが感染して水ぼうそうになる

胎児に感染することはない

液中にもウイルスがひろがっているため、**胎児が血液を通じて感染するリスク**があります。

では、授乳中の人が帯状疱疹を発症した場合はどうでしょうか？　この場合、水痘・帯状疱疹ウイルスに子どもが感染し、子どもが水ぼうそうになる可能性があります。

子どもが水ぼうそうになったら、水ぼうそうの治療が必要です。授乳中の人は、帯状疱疹の通常の治療と同様に薬物療法が中心となります。ほとんどの薬は、母乳を介して子どもに移行しても影響は少ないと考えられていますので、安心して治療を受けてください。それでも心配なら、**薬の服用と授乳のタイミングをずらす**とよいでしょう。

たとえば、帯状疱疹の治療に使われるバラシクロビルという抗ウイルス薬は、服用後およそ2時間で血中濃度がピークに達します。血中濃度とは、血液中に含まれる薬の有効成分の量です。授乳後に薬を服用すれば、子どもへの影響はまずないと考えられます。

Column

これから子どもを望む人は…

水痘・帯状疱疹ウイルスに一度も感染したことがない人は、妊娠を望む年齢になったら帯状疱疹ワクチンの接種を検討しましょう。接種しておけば、妊娠してから水ぼうそうになるリスクを減らせます。なお、接種するワクチンの種類によっては、接種後一定期間の避妊が必要です。くわしくは産科医に確認してください。

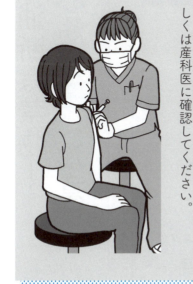

Section 33

帯状疱疹が治っても油断は禁物！発症後は脳梗塞や心筋梗塞に注意

帯状疱疹の発症後は脳梗塞《のうこうそく》や心筋梗塞《しんきんこうそく》にも気をつけたほうがよさそうです。イギリスの研究によると、**65歳以上の帯状疱疹患者が帯状疱疹発症直後1週間以内に虚血性脳梗塞《きょけつせいのうこうそく》になる確率は、帯状疱疹ではない人に比べて約2・4倍高い**という結果になりました。また、**心筋梗塞になる確率は約1・7倍に増大**していました。

一方、アメリカの研究では、帯状疱疹を発症した人が脳梗塞、脳出血、クモ膜下出血《まくかしゅっけつ》、心筋梗塞、心不全《しんふぜん》などの**脳心血管《のうしんけっかん》イベントを発生するリスクは帯状疱疹を発症していない人よりも高く**、その傾向は9～12年後に認められたということです。

なぜ、帯状疱疹になると脳梗塞や心筋梗塞のリスクが上がるのでしょうか？　メカニズムはまだ

帯状疱疹は血管にも影響を与える!?

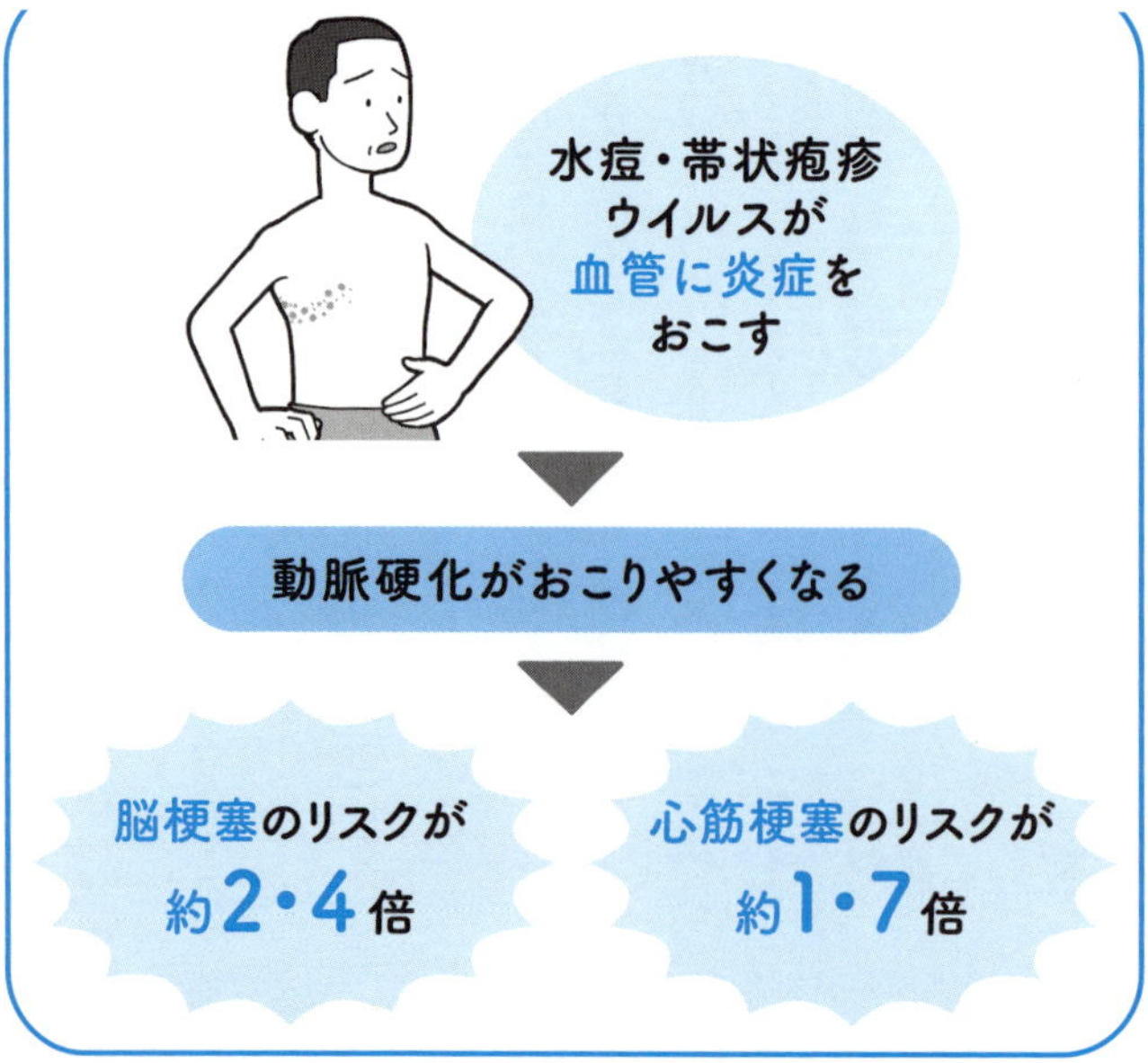
水痘・帯状疱疹ウイルスが血管に炎症をおこす
動脈硬化がおこりやすくなる
脳梗塞のリスクが約2・4倍
心筋梗塞のリスクが約1・7倍

解明されていないものの、水痘・帯状疱疹ウイルスが血管にも炎症をおこして動《どう》脈《みゃく》硬《こう》化《か》を促進し、その結果として心臓や脳の血管にトラブルがおこりやすくなると考えられています。帯状疱疹は皮膚と神経を舞台におこる病気であると説明しましたが、どうやら**血管も舞台になっている**ようです。帯状疱疹と認知症の関係についての研究も進められており、**帯状疱疹になると認知症のリスクが上がる**という指摘もあります。

さらに最近になって、**帯状疱疹ワクチンが認知症のリスクを低減する可能性がみえてきました**。アメリカの研究グループは、不活化ワクチンのシングリックスを接種した65歳以上の人が接種後6年以内に認知症と診断された確率は、ゾスタバックスという生ワクチンを接種した人よりも17％低かったと報告しています。帯状疱疹ワクチンと認知症の関連については今後さらなる検証が必要ですが、いつの日か、帯状疱疹と認知症の両方を予防するワクチンが発明されるかもしれません。

Column

帯状疱疹ワクチンと認知症

上記で紹介した研究は、異なる帯状疱疹ワクチンが認知症にどのような影響を与えるのかを調べたものです。これとは別に、帯状疱疹ワクチンと、帯状疱疹以外のワクチンとを比較した研究もあります。

その研究によると、日本では、帯状疱疹ワクチン（ゾスタバックスまたはシングリックス）を接種した50歳以上の人と、肺《はい》炎《えん》球《きゅう》菌《きん》感《かん》染《せん》症《しょう》予《よ》防《ぼう》ワクチン「ニューモバックス」を接種した人を比較したところ、ゾスタバックスを接種した人が5年以内に認知症と診断される確率は8％低く、シングリックスを接種した人は約20％低いという結果になりました。

帯状疱疹　よくある質問

帯状疱疹を発症した患者さんから、よく聞かれる質問を集めました。

Q

水ぼうそうにかかったことがないのに、帯状疱疹になりました。こういったケースは結構あるのでしょうか？

A 水ぼうそうにかかったことがなければ、帯状疱疹になることはありません。考えられるのは、水ぼうそうにかかったことを忘れているか、自覚していないかです。たとえば、胎児のときにかかっている、ワクチンを接種していたので軽い症状で済んだ、ごく幼少期にかかったので記憶にない、などのケースが考えられます。

Q

皮疹があった場所と痛む箇所が微妙に違うのですが……。

A 帯状疱疹では、皮疹ができたところと左右同側のすこし離れた部位が痛むことがしばしばあります。たとえば右脚にできたのなら右脚のつけ根、左腕や左胸にできたのなら左脇の下など。これは、皮疹近くの同側のリンパ節に炎症がおこりやすいからです。

Q

帯状疱疹の予防ワクチンを接種したら、口唇《こうしん》ヘルペスにもかからなくなりますか？

A 帯状疱疹と口唇ヘルペスの原因ウイルスは別なので、残念ながら、そうとはいえません。帯状疱疹のワクチンは口唇ヘルペス予防には、効果がありません。ちなみに、口唇ヘルペス予防に特化したワクチンはありません。

Q

痛みもとれないし、皮疹もおさまりません。薬が効いていないのでは？

A 残念ながら処方内容や処方量が状況に適していないケースを目にすることがあります。たとえば帯状疱疹を治療する際と単純ヘルペスを治療する際に、処方される薬は同じものですが、内服する量や期間は異なります。一定期間、薬を内服しても症状の改善が認められない場合は、再度医師に相談してください。

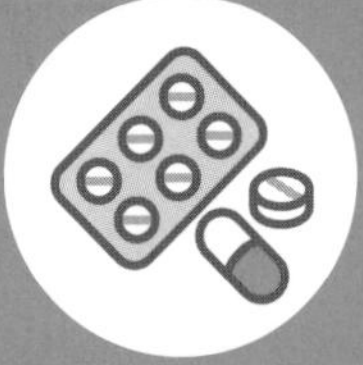

第5章

帯状疱疹は後遺症がこわい！

皮疹がおさまっても、痛みは増すばかり――
帯状疱疹後神経痛は、とても厄介です。
痛みの治療に特化したペインクリニックを受診しましょう。

痛みはとても個人的なもの

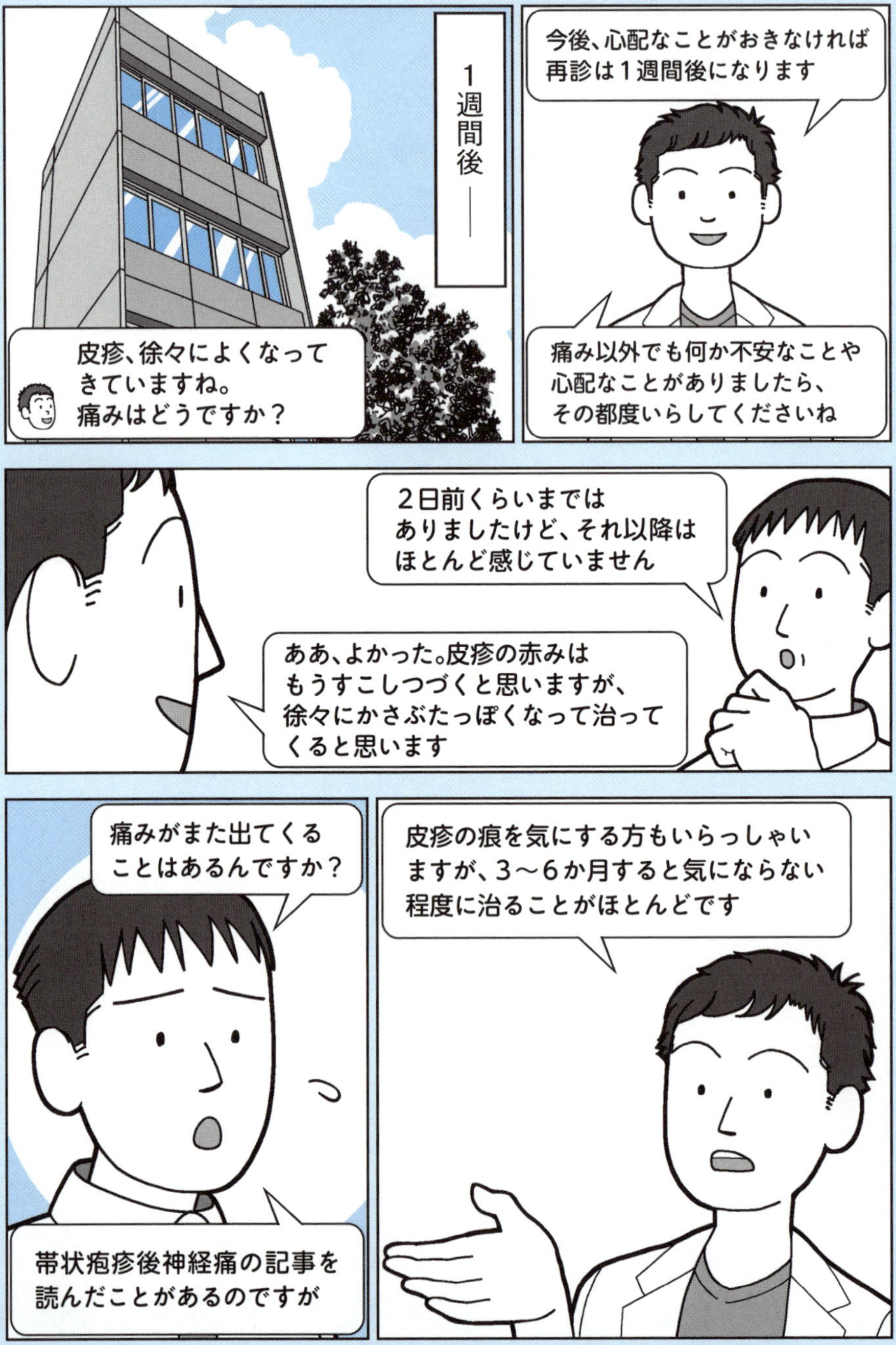
1週間後——
皮疹、徐々によくなってきていますね。痛みはどうですか？
今後、心配なことがおきなければ再診は1週間後になります
痛み以外でも何か不安なことや心配なことがありましたら、その都度いらしてくださいね
2日前くらいまではありましたけど、それ以降はほとんど感じていません
ああ、よかった。皮疹の赤みはもうすこしつづくと思いますが、徐々にかさぶたっぽくなって治ってくると思います
痛みがまた出てくることはあるんですか？
帯状疱疹後神経痛の記事を読んだことがあるのですが
皮疹の痕を気にする方もいらっしゃいますが、3～6か月すると気にならない程度に治ることがほとんどです

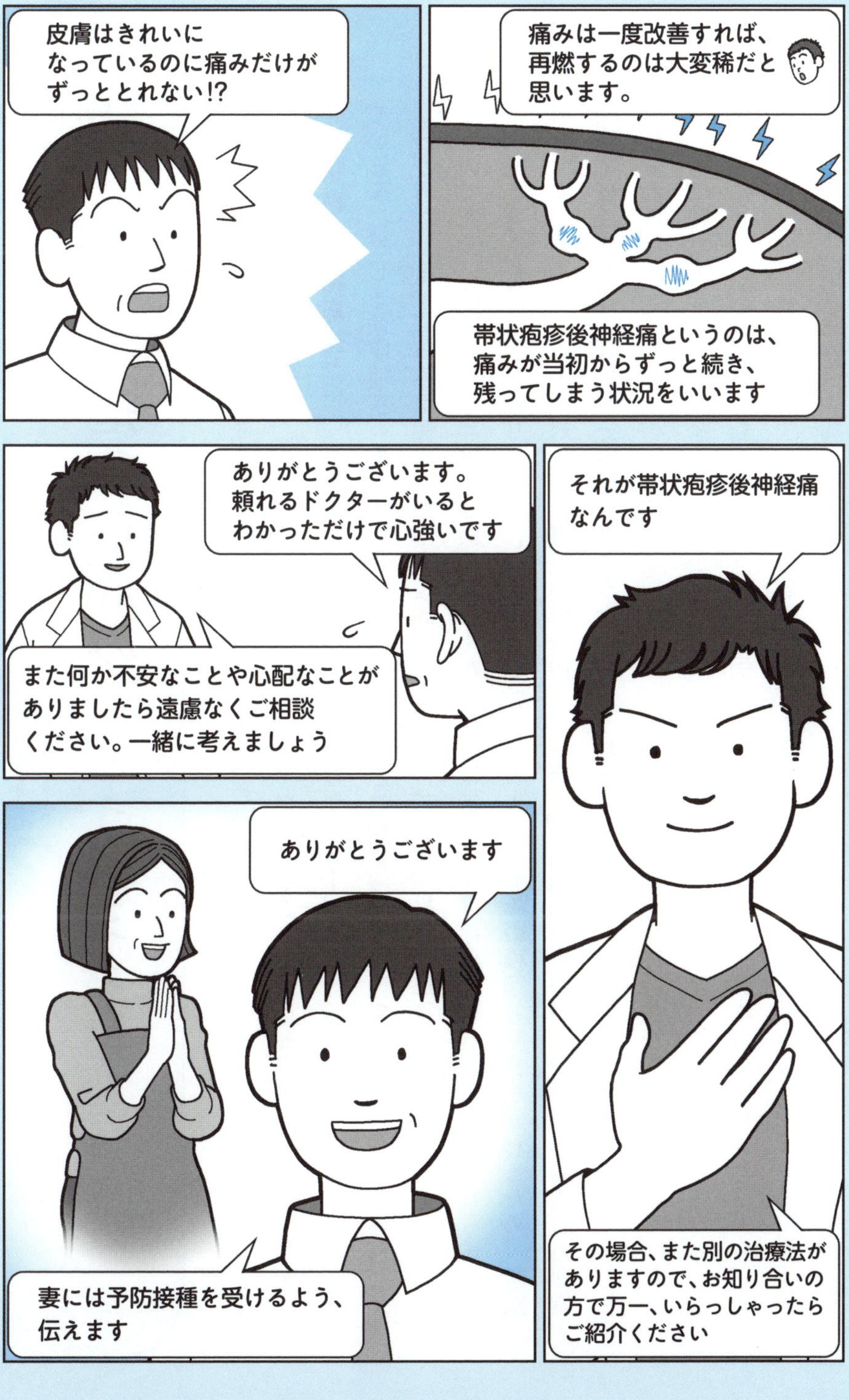
痛みは一度改善すれば、再燃するのは大変稀だと思います。
帯状疱疹後神経痛というのは、痛みが当初からずっと続き、残ってしまう状況をいいます
皮膚はきれいになっているのに痛みだけがずっととれない!?
それが帯状疱疹後神経痛なんです
その場合、また別の治療法がありますので、お知り合いの方で万一、いらっしゃったらご紹介ください
ありがとうございます。頼れるドクターがいるとわかっただけで心強いです
また何か不安なことや心配なことがありましたら遠慮なくご相談ください。一緒に考えましょう
ありがとうございます
妻には予防接種を受けるよう、伝えます

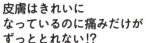

Section
34
「うずくような」「焼けつくような」帯状疱疹の痛みとどう違う？

帯状疱疹《たいじょうほうしん》による皮膚の症状はすっかり治っているのに、痛みだけが残ることがあります。これを**帯状疱疹後神経痛《たいじょうほうしんごしんけいつう》**といい、帯状疱疹を発症している際に感じる前駆《ぜんく》症状、急性痛《きゅうせいつう》とは痛みの感じ方が異なります。痛みは個人的かつ主観的なものなので完全に区別できるわけではありませんが、帯状疱疹発症中は「ヒリヒリ」「ピリピリ」「ずきずき」する痛みがあるのに対して、**帯状疱疹後神経痛では「うずくような」「焼けつくような」痛みに変わる**のが一般的です。

なぜ、帯状疱疹と帯状疱疹後神経痛とで痛みの感じ方が変わるのでしょうか？　痛みは「侵害受《しんがいじゅ》容性疼痛《ようせいとうつう》」「神経障害性疼痛《しんけいしょうがいせいとうつう》」「心因性疼痛《しんいんせいとうつう》」に分けられます。侵害受容性疼痛は、末梢神経《まっしょうしんけい》にある「侵害受容器」というセンサーが炎症や刺激をキャッチすることで生じます。神経障害性疼痛は、神経がダメージを受けることで生じます。

急性痛は侵害受容性疼痛と神経障害性疼痛がメインですが、帯状疱疹後神経痛と診断されるころには神経障害性疼痛の割合が大部分となります。

このように**痛みの種類と割合が変わるため、帯状疱疹と帯状疱疹後神経痛とでは痛みの感じ方が異なる**のです。

帯状疱疹後神経痛は数か月で気にならなくなる人もいますし、すべてが重症とは限りません。しかし、不快な痛みに数年以上悩まされる人も、一方ではいます。なかには、「まるで生き地獄だ」「生きているのがつらい」と訴える人もいます。

痛みの違い

帯状疱疹の痛み

種類
- 侵害受容性疼痛＋神経障害性疼痛がメイン
（皮膚と神経の炎症による痛み）

感じ方
- ヒリヒリする
- ピリピリする
- ずきずきする

移行時には両方の痛みが重なって出ることも！

帯状疱疹後神経痛の痛み

種類
- 著《いちじる》しい神経障害性疼痛
（神経が傷つき、壊れたことによる痛み）

感じ方
- からだのなかがうずくように痛い
- 焼けつくように痛い
- しめつけられるような痛みがある
- 電気が走るような痛みがある
- 肌になにかが貼りついているような違和感がある

そのほかの特徴
- 痛みには波があり、天気の影響を受ける人もいる
- 眠っているときや、なにかに集中しているときは痛みを感じにくい

2週間以上強い痛みを自覚している場合はペインクリニックへ！

Section
35

皮膚が治っても痛いのは神経が傷ついてしまったから

帯状疱疹の痛みは神経と皮膚の炎症によります。そのため、抗ウイルス薬の服用や免疫《めんえき》のはたらきによってウイルスの増殖・活動が止まれば、炎症がおさまり、痛みも消えます。

ですが、**炎症がひどかったり長引いたりすると、神経が著しく傷つきます**。傷ついて壊れた神経の修復は容易ではありません。そのため**帯状疱疹後神経痛では、皮膚は回復しているのに痛みだけが残ってしまう**のです。

帯状疱疹後神経痛では、強い痛みを常時かつ継続的に感じる人が少なくありません。これは、痛みの閾値《いきち》（感じやすさ）や痛みをコントロールしている神経システムに異常が生じているのが要因の1つであると考えられています。この神経シス

帯状疱疹を発症しているとき

水痘・帯状疱疹ウイルスが知覚神経を伝ってひろがる過程で炎症と痛み、皮膚の症状が生じます

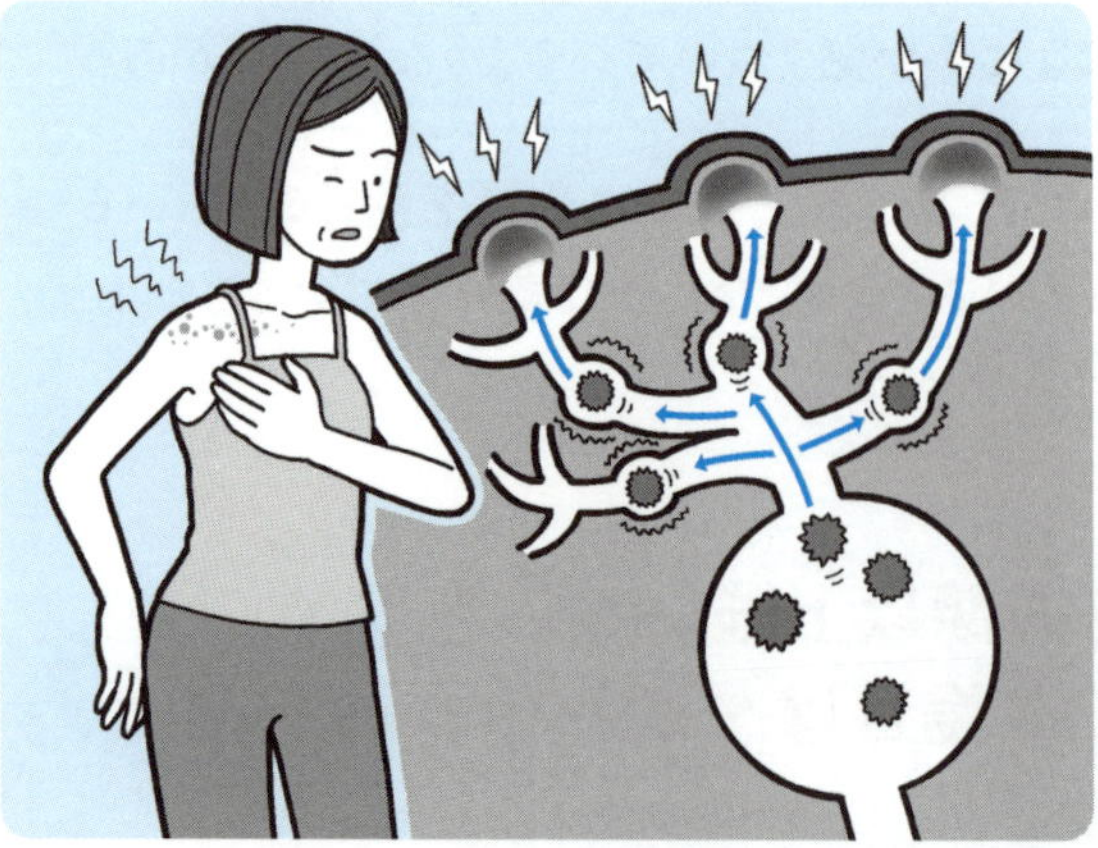

テムをゲートコントロールシステムといい、このシステムに異常が生じると**閾値が下がって痛みに敏感になり、いつもなら気にならないような刺激も「痛い」と感じるようになる**のです。

神経は脊髄《せきずい》の近くになるほど太く、からだの末端になるほど細くなっています。からだのどこかで発生した痛みは、細い神経→ゲート（門）→太い神経の順で伝えられ、最終的に脳へと届く仕組みになっています。

太い神経は、脳に伝えたほうがいい痛みと、そうでない痛みを判断してゲートを開け閉めします。非常時やなにかに集中しているときに痛みを忘れるのは、太い神経がゲートを閉じているからです。

ところが、**帯状疱疹を発症するとこの太い神経が損傷を受け、ゲートコントロールが機能しなくなります**。その結果、脳に痛みがつねに伝わってしまうというわけです。

帯状疱疹後神経痛になると

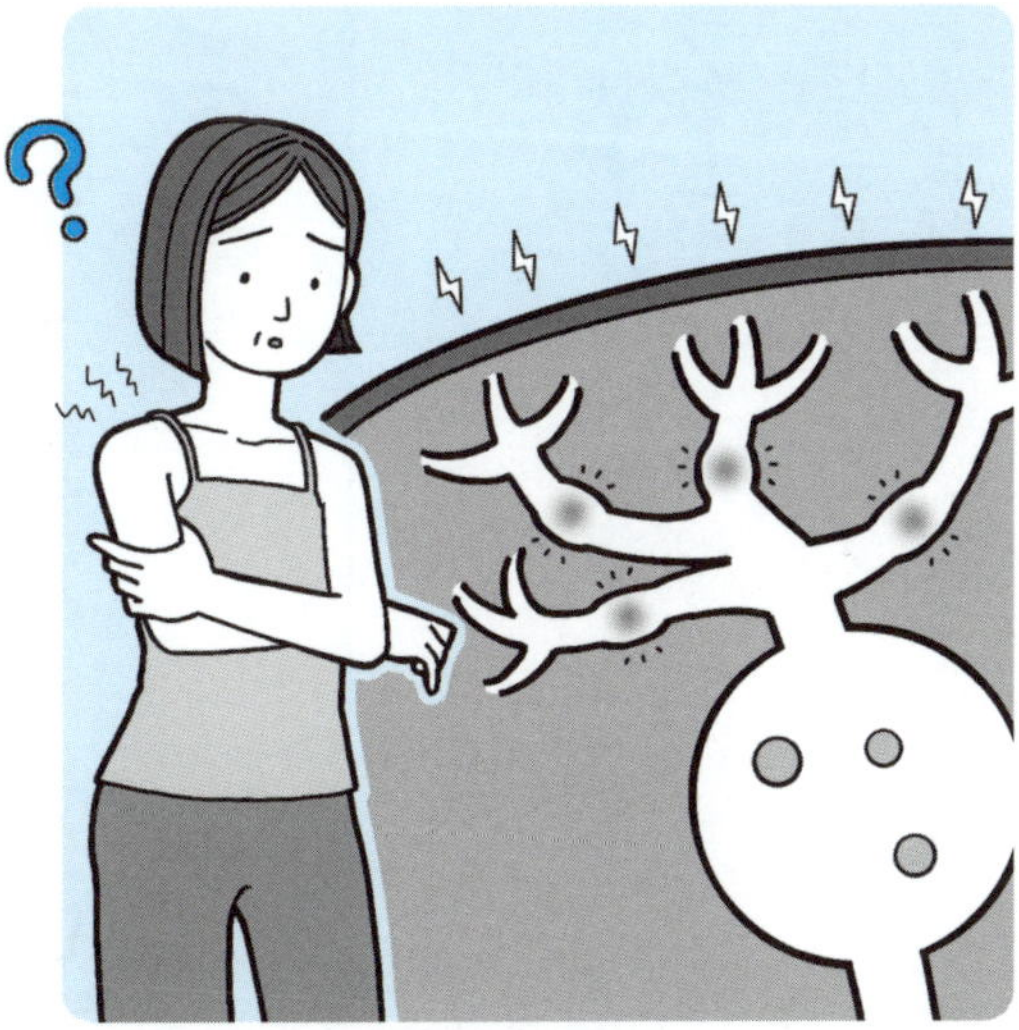

- **皮膚は回復する**

治療や免疫のはたらきで皮膚症状はもとに戻っています

- **ウイルスは休眠モードに**

治療や免疫のはたらきで、水痘・帯状疱疹ウイルスは神経節で休眠モードになります

- **神経障害性疼痛**

帯状疱疹発症中に神経が傷ついて壊れると、著しい神経障害性疼痛がおこります。一度壊れた神経は修復が困難です

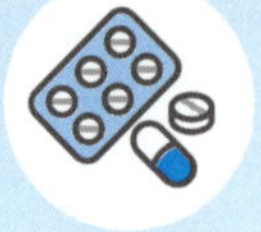

Section
36

「風が吹いても痛い」「触れてもわからない」アロディニアとヒペステジア

50歳以上で帯状疱疹を発症した人のうち、**2割は帯状疱疹後神経痛になる**といわれ、そのリスクは高齢になるほど上がります。

また、帯状疱疹の皮膚症状が重い人、痛みがひどい人、複数の領域に症状が出た人、がん患者さんなど免疫が極端に落ちている人は、帯状疱疹後神経痛に移行する可能性が高いだけでなく強い痛みが広範囲におよぶ傾向があります。

帯状疱疹後神経痛を患《わずら》った人のなかには、**「アロディニア」**（**異痛症**《いつうしょう》）を発症する人もいます。通常なら**痛みがおこるはずもない、日常的で微細な刺激でも痛みを感じてしまう状態**のことで、抗がん剤による副作用などでもみられ、神経がひどく損傷したときにおこると考えられています。

Column

帯状疱疹後神経痛に移行しやすい人

次の項目にあてはまる人は帯状疱疹後神経痛に移行するリスクが高いでしょう。

Check!

- □ 75歳以上で帯状疱疹を発症した
- □ 抗ウイルス薬の服用が遅かった
- □ 抗ウイルス薬をきちんと服用しなかった
- □ 帯状疱疹中の痛みや皮膚症状がひどかった
- □ 顔に帯状疱疹ができた
- □ がんや糖尿病などの持病《じびょう》や治療の影響で免疫力が下がっている

「シャツがこすれただけで痛い」「自転車に乗ると風が顔にあたって痛い」「洗顔料の泡が顔に触れるだけで痛い」という具合に、生活に大きな支障が出ます。

一方、**刺激に対する感覚がにぶくなる「ヒペステジア」（感《かん》覚《かく》鈍《どん》麻《ま》）**になる人もいます。症状はアロディニアとは正反対ですが、やはり神経が極度に損傷したことでおこると考えられています。

「アロディニアはたしかに大変そうだけど、ヒペステジアは日常生活にそれほど影響がないのでは？」と思った人もいるかもしれません。ですが、実際にヒペステジアになった患者さんによると、「自分の指で肌に触れても、触れている感覚がわかりにくく、とても気持ちが悪い」そうです。

また、**アロディニアとヒペステジアの両方を発症する人**もいます。服がすこし触れただけでも痛いときや左右で感覚が違うときがあり、当人にしかわからないつらさがあります。

アロディニアとヒペステジア

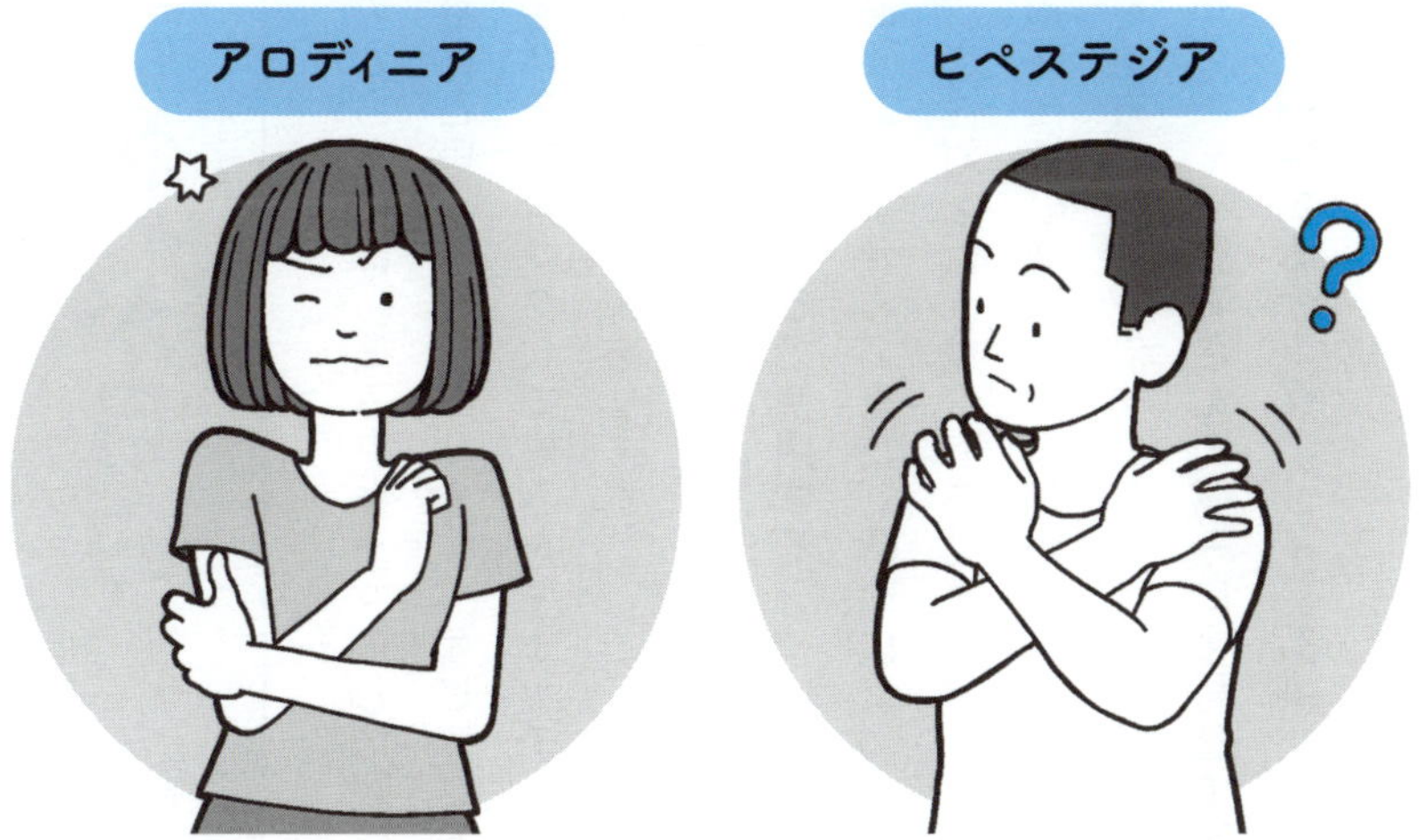

服がこすれても痛い
左右で感覚が違う

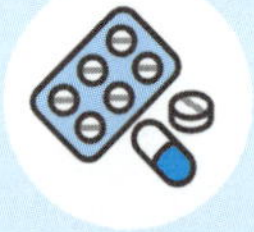

Section

37

帯状疱疹後神経痛の治療は完治ではなく〝痛みの緩和〟が目的

現代の医療では、壊れてしまった神経を完全に修復するのは難しいため、**帯状疱疹後神経痛の治療の目的は、「完治」ではなく「痛みをできるだけ抑えること」**になります。治療の中心は薬物療法で、神経にはたらきかける抗うつ薬、抗てんかん薬、抗けいれん薬、医療用の麻薬などが用いられます。帯状疱疹後神経痛では、水痘・帯状疱疹ウイルスは休眠しているため、**抗ウイルス薬は使われません**。抗うつ薬は痛みの伝達を抑えることで痛みをやわらげる効果が期待でき、抗てんかん薬や抗けいれん薬は、どちらも神経の過剰な興奮をしずめる作用があり、痛みの緩和《かんわ》にも有効です。

これらの薬で痛みが軽減しない場合に検討されるのが、**オピオイドと呼ばれる医療用の麻薬**です。私たちのからだには、痛みをキャッチして脳に伝える受容体《じゅようたい》という器官があります。オピオイドはこの受容体をブロックして痛みをキャッチしないようにするはたらきがあります。

麻薬と聞くと不安を覚えるかもしれませんが、使い慣れた医師のもとで使用する分には、過度の心配は必要ありません。また、時期によっては神経ブロック注射を行う場合もあります。

帯状疱疹後神経痛は、個人差が大きい病気です。この薬を処方すれば完治するというセオリーがなく、だからこそ、**患者さんの痛みに合わせて処方をこまかく調整するオーダーメイド医療**が求められます。

帯状疱疹後神経痛に使われる薬

帯状疱疹後神経痛は、症状も痛みも独特で、しかも個人差があります。以下の薬が使われるケースが多いのですが、不安があるようでしたら、痛み治療専門のペインクリニックに相談してみましょう。

抗うつ薬	痛みの伝達を抑える効果があります。帯状疱疹の治療で使われることもあります。よく使われるのは三環系《さんかんけい》抗うつ薬です。
抗てんかん薬 抗けいれん薬	神経の興奮をしずめて鎮痛作用をもたらします。神経障害性疼痛の治療によく使われるのは、プレガバリン（商品名リリカ）という薬です。ほかにミロガバリン（商品名タリージェ）、ガバペンチン（商品名ガバペン）、カルバマゼピン（商品名テグレトール）などがあります。
医療用の麻薬	オピオイド鎮痛薬とも呼ばれます。痛みをキャッチする受容体をブロックして痛みをやわらげます。ただし、めまい、眠気、ふらつき、便秘などの副作用があるため、処方には痛みの治療に関する知識と経験が欠かせません。

これらの薬は、医師が患者さんの痛みの程度をみながら組み合わせや用量をこまめに調整します。そのため、数日おきの通院が必要となる場合もあります。

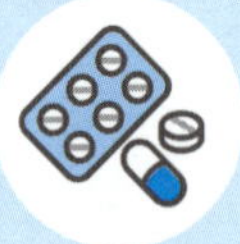

Section
38

痛みの緩和に効果的！神経ブロック注射の仕組み

内服薬以外の帯状疱疹・帯状疱疹後神経痛の治療法の1つが**神経ブロック注射**です。神経ブロック注射は、ブロック針と呼ばれる特殊な注射針で局所《きょくしょ》麻《ま》酔《すい》薬《やく》を注入し、神経のはたらきを一時的に止めることで痛みが脳に伝わらないようにする治療法です。血行をよくする作用もあり、P84～85で触れた「痛みの悪循環」を断ち切れるというメリットもあります。**帯状疱疹・帯状疱疹後神経痛の治療でよく使われるのは、星状《せいじょう》神《しん》経《けい》節《せつ》ブロックと硬《こう》膜《まく》外《がい》ブロック**です。

星状神経節とは交感神経が集まっているところで、首の左右にあります。**顔や肩、腕に痛みがあるときは、この星状神経節にブロック注射を行います**。聞くだけで痛そうですが、注射は10秒前後

Column

それぞれの治療法

帯状疱疹の治療法はある程度決まっていますが、帯状疱疹後神経痛には万人に当てはまる治療法がありません。患者さん個人の生活背景や治療に対する反応性などを考慮し、薬物療法や神経ブロックなど、複数の治療法を組み合わせて、その人に合わせた治療計画を立てます。また、帯状疱疹後神経痛は完治が難しいことも多いため、痛みをコントロールしてうまくつき合っていく方法を模索します。

で終わり、実際に治療を受けた患者さんのほとんどが「想像よりも痛くなかった」と話します。

胸やお腹、脚に痛みがある場合は、硬膜外ブロックが有効です。脊椎《せきつい》（背骨）のなかはトンネル状になっていて、真ん中に脊髄《せきずい》がとおっています。脊髄は3層の膜に包まれていて、**いちばん外側の膜を硬膜**といいます。硬膜外ブロックは、この硬膜の外側の空間（硬膜外腔《こうまくがいくう》）に針を使って薬液をひろげる治療法です。

具体的には胸、お腹、脚、それぞれの部位に関係する硬膜外腔を目標に、背中から針を刺して薬液を注入します。所要時間は1回10分前後で、処置終了後30分程度、ベッド上で安静にする必要があります。ブロック注射も、一般的に、帯状疱疹に罹患してから処置するまでの期間が短ければ短いほど結果が出やすい、つまり痛みを緩和しやすいといわれています。

通院での治療が可能ですが、痛みが著しい場合は入院治療で行う場合もあります。

帯状疱疹後神経痛に施されるおもなブロック注射

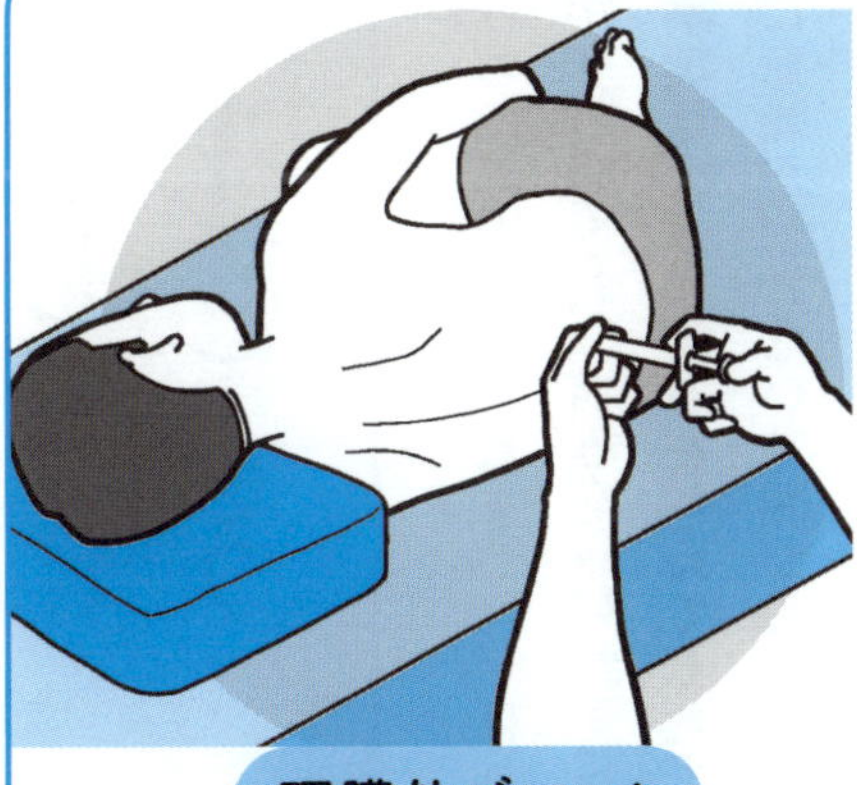

硬膜外ブロック

横向きになって背中側から痛みの原因箇所に薬液を注入します。

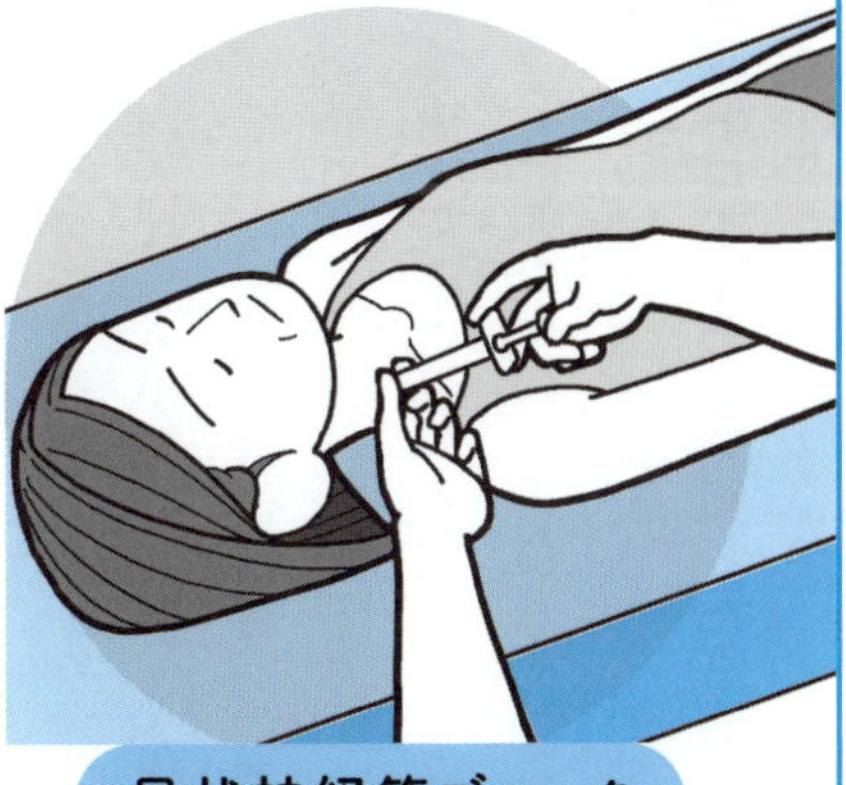

星状神経節ブロック

あお向けになって首から左右どちらかの星状神経節に薬を注入します。

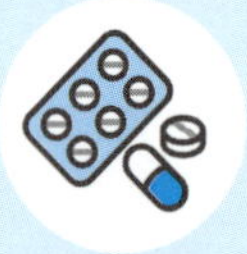

Section

39

好きなこと、したいことをして痛みのゲートをコントロールしよう

帯状疱疹後神経痛の患者さんのなかには、痛みを理由に、好きなことややりたかったことをあきらめてしまう人が少なくありません。しかしそれでは、意識が痛みに向いて症状が悪化するばかり。治療で痛みがすこしでも抑えられるようになったら、いつまでも安静にしているのではなく、好きなこと、やりたいことにどんどん挑戦しましょう。ランニング、登山、旅行、推《お》し活《かつ》など、なんでもかまいません。

P100~101で説明した**ゲートコントロール機能は、気分や感情などの影響も受けます**。好きなことややりたいことに夢中になっているあいだは太い神経がゲートを閉じるので痛みを感じにくくなるのです。痛みを忘れていられるのは、はじめのうちは一瞬かもしれません。けれど、**ほんのわずかな時間でも、「痛みを気にせずにいられた」という事実は大きな安心を与えてくれます**。

痛みに意識が向かない時間が長くなるにつれ、気分もすこしずつ前向きになっていきます。するとゲートが閉じている時間も長くなります。そのうち、「そういえば痛みが気にならなくなってきた」と気づく。これが帯状疱疹後神経痛の典型的な回復パターンです。

帯状疱疹後神経痛に限らず、長引く痛みの治療のゴールは、「痛みを完全になくす」ことではありません。痛みに生活を支配されるのではなく、**痛みをコントロールして充実した生活を送る**ことが回復への近道です。

なにかに夢中になる時間をもとう

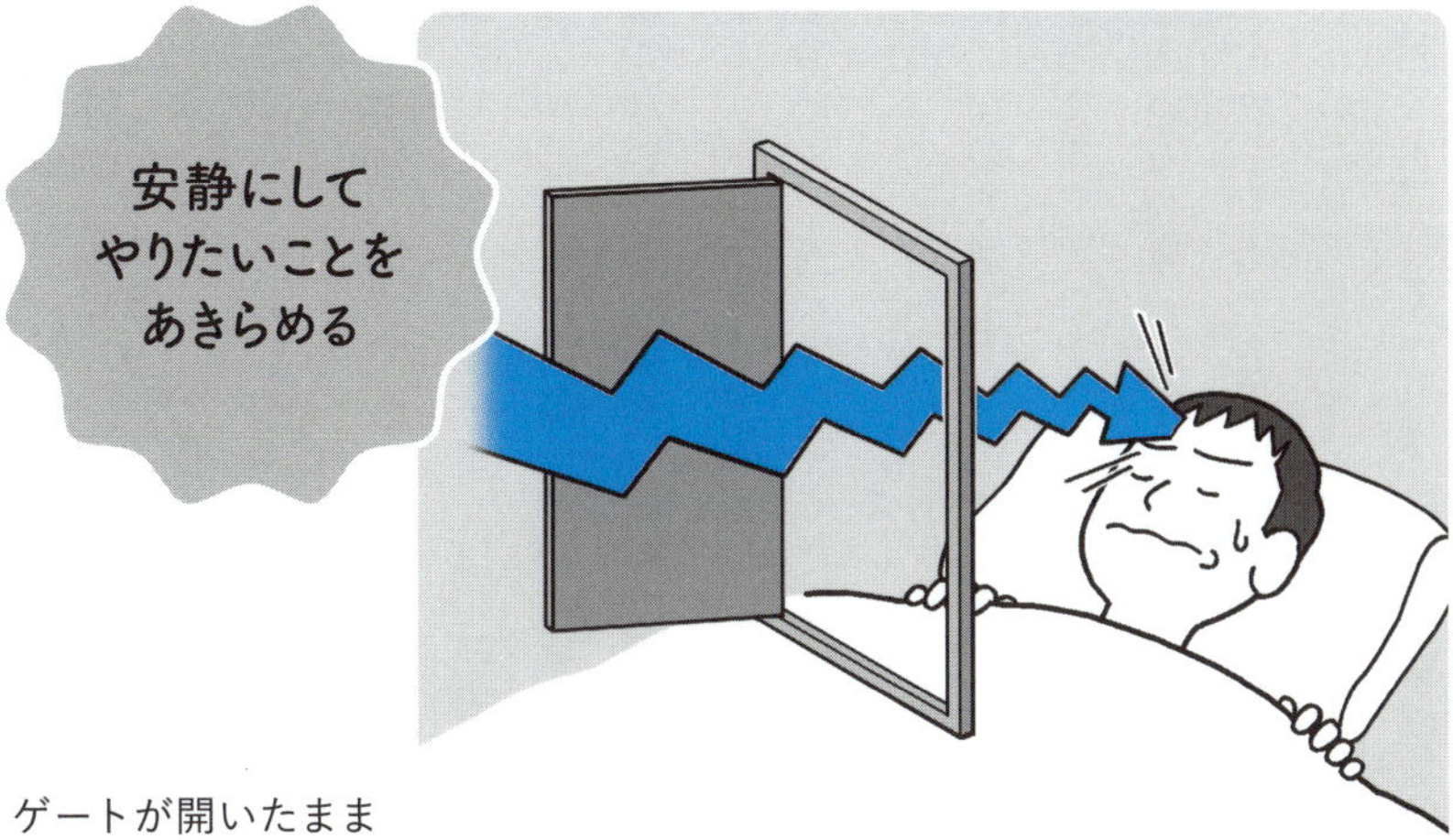
安静にして
やりたいことを
あきらめる

ゲートが開いたままの状態ではすべての痛みが脳に伝わってしまいます。

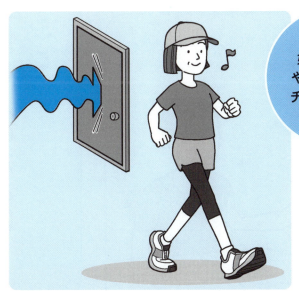

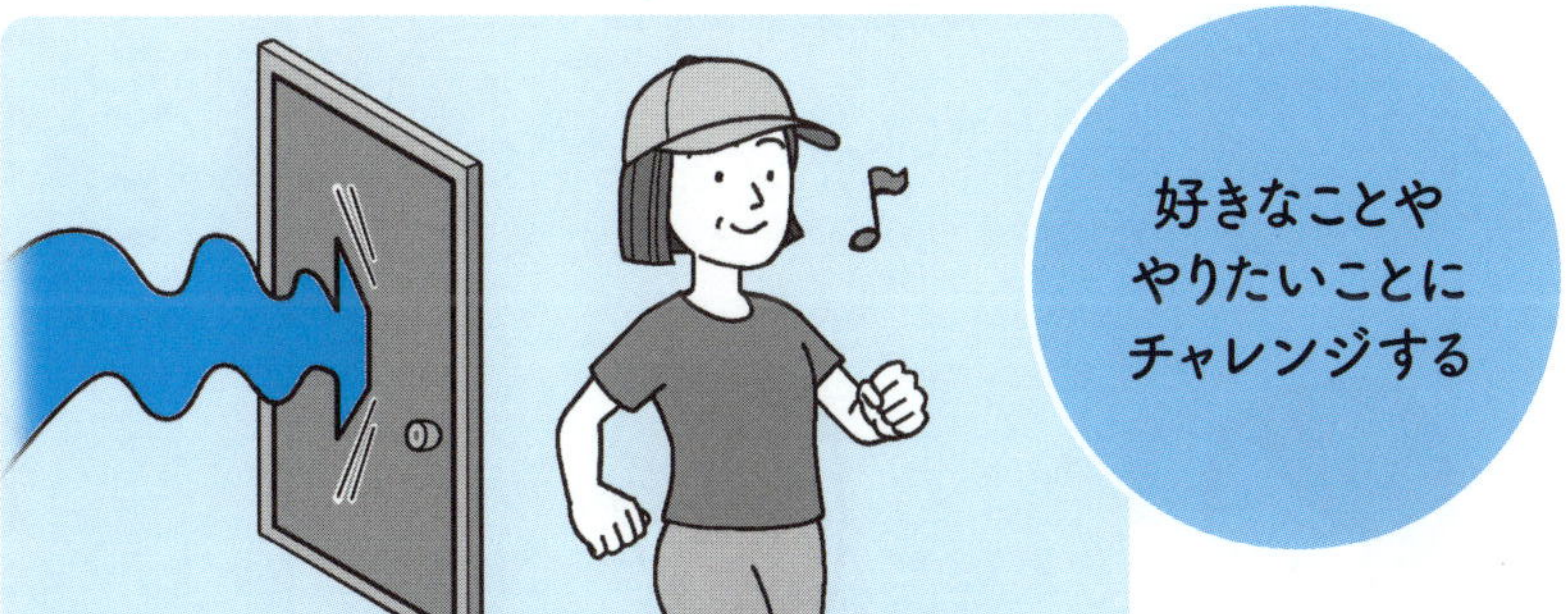
好きなことや
やりたいことに
チャレンジする

なにかに夢中になったり集中したりしているときは、ゲートが閉まります。これをくり返すうちに、ゲートコントロール機能が復活します。

Section
40

帯状疱疹後神経痛に悩む人のために
家族や友人ができること

痛みは個人的で主観的なものであり、ほかの人とは共有できません。とくに帯状疱疹後神経痛のような神経障害性疼痛は**外から見てわかるような外傷がないことも多く、周囲の理解が得られにくい**という特徴があります。

そのため、当人は痛くてたまらないのに、周囲からは「気にしすぎじゃない？」「ただ怠《なま》けているだけなのでは？」といった心ない言葉をかけられがちです。アロディニアとヒペステジアを併発するような特殊なケースでは、「痛かったり触ってもわからなかったり、なんだか忙しいね」とあきれられたりもします。

周囲の人にしてみれば、別に悪気はないのでしょう。ただ、そのなに気ないひと言に患者さんは傷

否定せずに共感を示す

「大変だね」「つらいね」と共感しながら聞くことも痛みのケアにつながります。

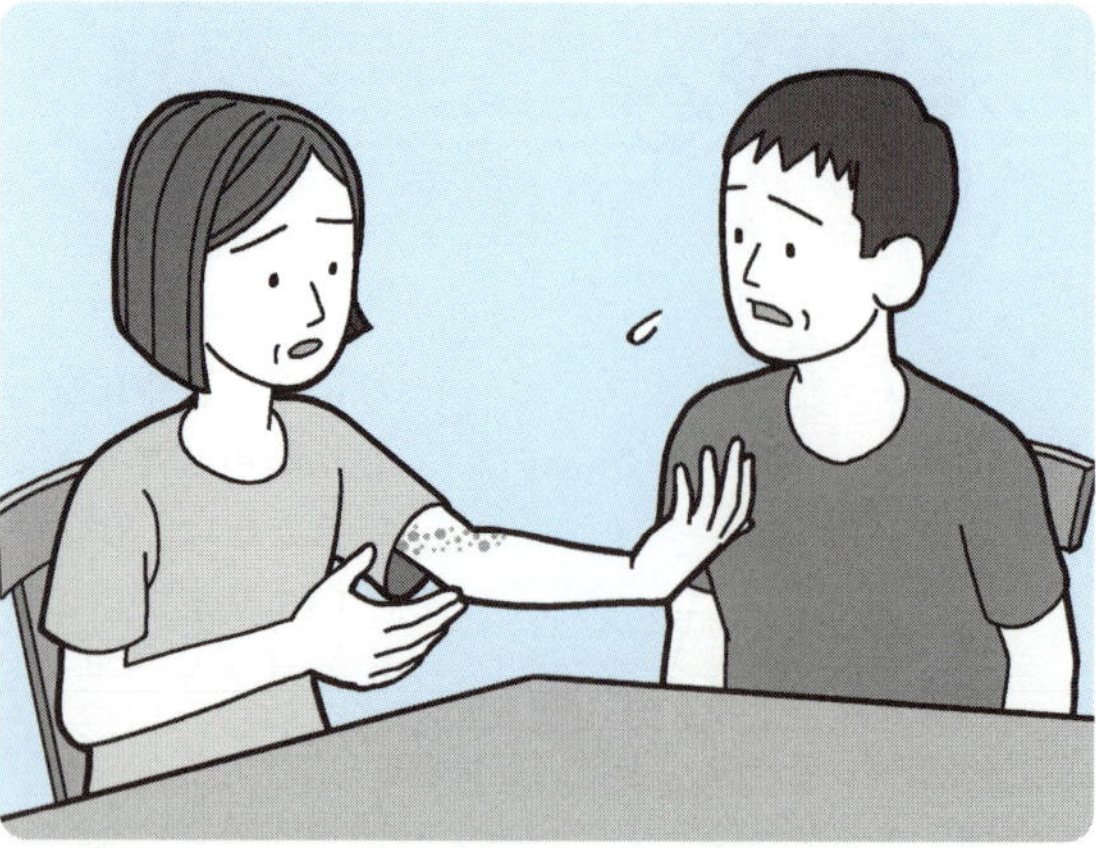

つき、それが引き金となって自分のからに閉じこもってしまい、症状が悪化することもあるのです。だからどうか、みなさんのまわりに帯状疱疹後神経痛に悩む人がいたら、**痛みの訴えを否定せず、「それはしんどいね」と共感**してあげてください。たったそれだけで、患者さんのつらさはかなり軽減します。とはいえ、痛みやつらさへの訴えを聞きつづけるのもなかなか大変です。お互いのストレスが高じれば人間関係がこじれかねません。

そんな二次トラブルを回避するためには、ペインクリニックが役立つはずです。ペインクリニックの医師はあらゆる痛みを診療、治療してきた痛みのプロ。帯状疱疹後神経痛に苦しむ人の悩みに耳を傾け、**その人に合った治療法を提案してくれる**でしょう。また、なかには、「痛みはがまんするもの」と思ってじっと耐えている人もいるかもしれません。日本人の特性かもしれませんが、痛みがないに越したことはないのです。どうか**がまんせず、ペインクリニックを受診してください**。

Column

痛みの伝え方

ペインクリニックでは痛みを具体的に伝えることが大切です。左記の点を説明できるようにしておきましょう。

Check!

- □どこが痛いのか？
- □どんなふうに痛いのか？
- □どれくらい痛いのか？
- □いつから痛いのか？
- □どんなときに痛みが強くなるのか？
- □どんなときに痛みがやわらぐのか？
- □痛みの感じ方や度合いは以前と比べて変化したか？

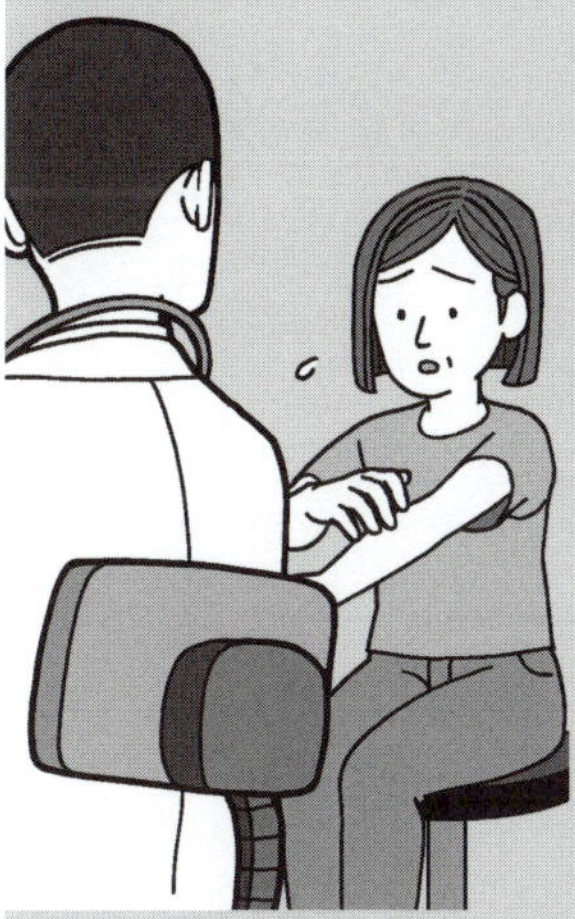

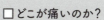

石井康多（いしい・こうた）

いしいクリニック築地 院長。順天堂大学医学部附属順天堂医院 麻酔科・ペインクリニック講座で痛みを取り除く知識と技術を学ぶ。その後、都内近郊のクリニック、病院で研鑽を積み、2015年にいしいクリニック築地を開院。皮膚科医のなかでは数少ないペインクリニック専門医として皮膚トラブル全般から帯状疱疹、帯状疱疹後神経痛などの診療と治療にあたる。日本皮膚科学会正会員、日本美容皮膚科学会会員、日本ペインクリニック学会認定専門医、日本麻酔科学会認定専門医 ほか。

装幀／石川直美（カメガイ デザイン オフィス）
協力／須山杏理紗
執筆協力／小川裕子
本文デザイン・DTP／八月朔日英子
マンガ・イラスト／丸口洋平
編集協力／ヴュー企画（佐藤友美）

専門医が教える 帯状疱疹

2025年4月5日　第1刷発行

著　者　石井康多
発行人　見城 徹
編集人　福島広司
編集者　鈴木恵美

発行所　株式会社 幻冬舎
〒151-0051　東京都渋谷区千駄ヶ谷 4-9-7
電話　03-5411-6211（編集）　03-5411-6222（営業）
公式HP：https://www.gentosha.co.jp/
印刷・製本所　株式会社 光邦

検印廃止

ISBN978-4-344-90365-4　C2047
Printed in Japan
この本に関するご意見・ご感想は、下記アンケートフォームからお寄せください。
https://www.gentosha.co.jp/e/